Tonusonderzoek bij kinderen

Spasticity is more difficult to characterize than to recognize, and still more difficult to quantify.

Opgedragen aan mijn kleinzoon Sebastian.

Tonusonderzoek bij kinderen

R. van Empelen
(kinderfysiotherapeut/pedagoog)

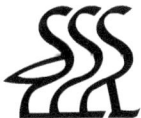

Bohn Stafleu van Loghum
Houten 2007

© Bohn Stafleu van Loghum, 2007

Alle rechten voorbehouden. Niets uit deze uitgave mag worden verveelvoudigd, opgeslagen in een geautomatiseerd gegevensbestand, of openbaar gemaakt, in enige vorm of op enige wijze, hetzij elektronisch, mechanisch, door fotokopieën of opnamen, hetzij op enige andere manier, zonder voorafgaande schriftelijke toestemming van de uitgever.

Voor zover het maken van kopieën uit deze uitgave is toegestaan op grond van artikel 16b Auteurswet 1912 j° het Besluit van 20 juni 1974, Stb. 351, zoals gewijzigd bij het Besluit van 23 augustus 1985, Stb. 471 en artikel 17 Auteurswet 1912, dient men de daarvoor wettelijk verschuldigde vergoedingen te voldoen aan de Stichting Reprorecht (Postbus 3051, 2130 KB Hoofddorp). Voor het overnemen van (een) gedeelte(n) uit deze uitgave in bloemlezingen, readers en andere compilatiewerken (artikel 16 Auteurswet 1912) dient men zich tot de uitgever te wenden.

ISBN 978 90 313 5058 2
NUR 894

Fotografie: Audiovisuele Dienst, Academisch Ziekenhuis Utrecht; Boudewijn de Vries, Amersfoort
Ontwerp omslag: @@@
Ontwerp binnenwerk: TEFF Typography
Automatische opmaak: Pre Press, Zeist

Met dank aan de patiëntjes en hun ouders, met name Tom en Wesley en met dank aan Sebastian.

Eerste druk 1996
Tweede druk 2007

Bohn Stafleu van Loghum	Distributeur in België:
Het Spoor 2	Standaard Uitgeverij
Postbus 246	Mechelsesteenweg 203
3990 GA Houten	2018 Antwerpen
www.bsl.nl	www.standaarduitgeverij.be

Voorwoord

Fysiotherapie is als praktijkvak gericht op patiënten met klachten van het 'houdings- en bewegingsapparaat'. Vanuit empirische kennis is veel bekend over allerlei behandelmethoden die vaak een gunstig effect lieten zien op de klachten van de patiënten.
Geleidelijk aan zijn fysiotherapeuten via 'scholing in wetenschap' meer geïnteresseerd geraakt in het theoretische fundament van de verschillende behandelmethoden. Vooral de fysiotherapeuten die door een universitaire studie (onder andere bewegingswetenschappen en pedagogiek) geconfronteerd zijn met een wijze van denken die het nodig maakte nog eens kritisch te kijken naar het eigen handelen, hebben zich de laatste tien jaar meer georiënteerd op de wetenschappelijke basis van hun vakgebied.
Vanuit deze belangstelling en noodzaak om het vak fysiotherapie beter te onderbouwen is er meer accent komen te liggen op onderzoek en effectstudies.
Tevens is er binnen de beroepsgroep een nadrukkelijker accent gelegd op de motorische diagnostiek die vooraf dient te gaan aan de behandeling.
Het zoeken naar observatie- en meetinstrumenten is één van de belangrijke gevolgen geweest van een meer onderbouwde benadering. Nadat al vele jaren met bepaalde motorische schalen werd gewerkt, ontstond vanuit de kinderfysiotherapie de vraag naar de betrouwbaarheid en validiteit van deze instrumenten. Omdat de fysiotherapie een enorm breed vakgebied is en bepaalde fysiotherapeuten zich op een specifiek gebied van de fysiotherapie wilden richten ontstonden er begin jaren '80 specialisaties binnen het beroep. De kinderfysiotherapie is één van de erkende specialisaties binnen de fysiotherapie, die via gerichte en uitgebreide nascholing gekomen is tot een uitgebreidere onderbouwing van de vakuitoefening. De kinderfysiotherapie heeft een specifieke belangstelling voor het kind en zijn ontwikkeling en heeft naast vakinhoudelijke kenmerken te maken met vragen over de manier van omgaan met het kind. Hierin ontmoeten de pedagogiek en de kinderfysiothera-

pie elkaar als handelingswetenschappen, gericht op de ontwikkeling van het kind.

Beperkingen van de motoriek kunnen van heel verschillende aard zijn en door verschillende soorten stoornissen veroorzaakt worden. Bij een kind met een hersenbeschadiging zien we vaak een kenmerkende bewegingsstoornis die gepaard kan gaan met een stoornis van de tonus (spierspanning). De diagnose 'cerebrale parese' wordt gesteld bij kinderen met een duidelijk herkenbare houdings- en bewegingsstoornis die zich onder andere kan uiten in spasticiteit en een spastisch bewegingspatroon. De ernst van de spasticiteit wordt onder andere uitgedrukt in de mate van hypertonie. Aangezien de tonus een moeilijk te objectiveren element is van de bewegingsstoornis, is gezocht naar een meetinstrument om de tonus te objectiveren.

Via een literatuurstudie is eerst onderzocht wat er bekend is over tonus en hoe deze tonus meetbaar is. In een later stadium is gekeken naar de betrouwbaarheid van het bewerkte tonusonderzoek van Amiel-Tison voor kinderen van 0 t/m 5 jaar.

Het tonusonderzoek vormt een onderdeel van de uitgebreide motorische diagnostiek die vooraf dient te gaan aan een behandeling. Zonder een gericht onderzoek en een goede probleemanalyse kan er geen goede behandeling plaatsvinden. Van een kinderfysiotherapeut wordt verwacht dat hij of zij over voldoende kennis en vaardigheden beschikt om het onderzoek van het kind met een bewegingsstoornis adequaat uit te kunnen voeren.

Aan de hand van de onderzoeksgegevens en een juiste probleemanalyse kan een goed behandelplan worden opgezet. Hopelijk is dit boek een bijdrage in de mogelijkheden van het objectiveren van de tonus (spierspanning) bij jonge kinderen. Het is bedoeld als een uitleg van het tonusonderzoek zowel voor kinderfysiotherapeuten, consultatiebureauartsen en huisartsen, als voor alle andere disciplines die kinderen onderzoeken.

R. van Empelen
Januari 1996

Voorwoord bij de 2e druk
Tien jaar later is er een positieve ontwikkeling zichtbaar in de evidence-based fysiotherapie. Inmiddels is er een professional-masteropleiding kinderfysiotherapie, naast verschillende andere professional-masteropleidingen. Het tonusonderzoek bij kinderen is verder ontwikkeld en beschreven, waarbij verschillende tonusmetingen naast elkaar worden gelegd. In deze tweede druk zullen

de vier bekendste tonusmetingen worden beschreven. Het is aan de onderzoekers en behandelaars om een keuze te maken voor de meest geschikte methode van tonusonderzoek, afhankelijk van de vraagstelling en doelstelling.

Dr. R. van Empelen
Voorjaar 2007

Inhoud

	Voorwoord	5
1	**Kinderfysiotherapie en spasticiteit**	10
	Inleiding	10
1.1	Spasticiteit	11
1.2	Spiertonus	14
1.3	Tonusstoornis	15
1.4	Hoe is 'spasticiteit' gerelateerd aan de 'centraal-motorische parese'?	16
1.5	Classificatie van centraalmotorische bewegings-stoornissen	18
1.6	Spiertonus en mobiliteit	23
1.7	Spierkracht en spiertonus	23
2	**Psychometrische verantwoording van metingen**	25
	Inleiding	25
2.1	Referentiewaarden	25
2.2	Psychometrische eigenschappen	27
3	**Meten van spiertonus**	30
	Inleiding	30
3.1	Modified Ashworth Scale	30
3.2	Tardieu-schaal en SPAT	32
	Uitgangshoudingen en uitvoering MAS/SPAT/Tardieu-schalen	33
3.3	Betrouwbaarheid	37
4	**Tonusonderzoek van Amiel-Tison**	41
	Inleiding	41
4.1	De bewerkte methode van het tonusonderzoek volgens Amiel-Tison	44
4.2	Items van het tonusonderzoek	47
4.3	Scoreformulier	66

4.4	Interpretatie van het tonusonderzoek	68
4.5	Betrouwbaarheid van het tonusonderzoek	68
5	**Fysiotherapie als hulpverlening aan kinderen**	**69**
5.1	Diagnostiek en hulpverlening	69
5.2	Motorische diagnostiek	70
5.3	Hulpverlening als dialogisch proces	71
5.4	Doelstelling van de hulpverlening	72
5.5	Functiegerichte kinderfysiotherapeutische behandeling	73
5.6	Bewegen en lichaamservaringen	73
5.7	Algemene beschouwing	74
6	**Betrouwbaarheidsonderzoek van het bewerkte tonusonderzoek**	**76**
6.1	Doel van het onderzoek	76
6.2	Hypothesen	76
6.3	Opzet van het onderzoek	77
6.4	De methode van dataverzameling	78
6.5	Verwerking van gegevens	79
6.6	Resultaten	81
6.7	Conclusies	83
	Literatuur	**87**

Kinderfysiotherapie en spasticiteit

Inleiding

Met behulp van de International Classification of Functioning, Disability and Health (WHO: ICF, 2002) kan het menselijk functioneren worden beschreven vanuit drie verschillende perspectieven: 1) het perspectief van het menselijk organisme; 2) het perspectief van het menselijk handelen, en 3) het perspectief van de mens als deelnemer aan het maatschappelijk leven. Het eerste perspectief is uitgewerkt in twee afzonderlijke classificaties, namelijk 'functies van het organisme' en 'anatomische eigenschappen'. Het tweede en derde perspectief zijn uitgewerkt in de classificatie van activiteiten en participatie.

Een belangrijke voorwaarde voor het gebruik van een classificatiesysteem is de beschikbaarheid van meetprocedures en meetinstrumenten om de specifieke criteria die ten grondslag liggen aan de classificatie objectief te kunnen meten.

In het kinderfysiotherapeutisch onderzoek wordt naar verschillende elementen van het functioneren van kinderen gekeken. Naast de motoscopie, gericht op de manier waarop kinderen bewegen, wordt met behulp van verschillende motometrische testen beoordeeld op welk motorisch niveau het kind functioneert. Als onderdeel van het kinderfysiotherapeutisch onderzoek worden op stoornisniveau onder andere ook de kracht, mobiliteit en spiertonus onderzocht. Daarbij wordt erop gelet of de abnormale houdings- en bewegingsstoornis zich meer links of rechts, distaal dan wel proximaal in de extremiteiten en in het lichaam manifesteert en of deze verergert of juist vermindert bij het willekeurig bewegen. Het onderzoek wordt als representatief gezien wanneer het kind in een voor hem/haar 'normale' staat van alertheid verkeert. Wanneer het kind bijvoorbeeld slaapt of alleen maar excessief huilt, zal de beoordeling later herhaald moeten worden.

1.1 Spasticiteit

In de ruime zin van het woord is spasticiteit een houdings- en bewegingsafhankelijke stoornis die mede door ontremming van de posturele reflexen (ATNR, STNR, TLR) van invloed is op de tonusverdeling. Kenmerkend voor spasticiteit is dat bij het passief bewegen over een gewricht dat maximaal ontspannen is, de ondervonden weerstand snelheidsafhankelijk is. Bij hogere hoeksnelheden wordt een hogere weerstand gevoeld dan bij langzame passieve bewegingen van de extremiteit. Zo zal tijdens het neurologisch onderzoek bij het tikken met de reflexhamer op de pees van een spastische spier, de verhoogde gevoeligheid van spastische spieren voor snelle rek (hyperreflexie) tot uiting moeten komen als gevolg van de kortstondige rek. Wanneer bij spastische spieren de kortstondige rek op de betreffende spier wordt aangehouden, leidt dit bij de enkel of de knie vaak tot een zogenoemde enkel- of adductorenclonus, wat ook pathognomonisch is voor spasticiteit. Evenzo wordt bij het snel uitvoeren van (functionele) actieve bewegingen, zoals snel lopen, bij een kind met spasticiteit een sterkere remming gezien op de flexoren van de knie en de heup, dan wanneer het gevraagd wordt langzaam te lopen.

Volgens de internationale classificatie van bewegingsstoornissen wordt spasticiteit in engere zin gedefinieerd als 'a motor disorder characterised by a velocity-dependent increase in tonic stretch reflexes ('muscle tone') with exaggerated tendon jerks resulting from hyperreflexitability of the stretch reflex as one component of the upper motor neuron syndrome' (Becher, 1991; Jane et al., 1983; Delwaide et al., 1985; Kwakkel, 2006). Hoewel de neurofysiologische verklaringen voor spasticiteit nog grotendeels onduidelijk zijn, wordt momenteel een aantal mechanismen verantwoordelijk geacht voor de abnormale houdings- en bewegingstonus die spasticiteit karakteriseren. Uit onderzoek kan worden geconcludeerd dat meerdere factoren bijdragen tot een verhoogde abnormale tonusontwikkeling tijdens het willekeurig bewegen (Katz et al., 1989; Katz et al., 1992; Kwakkel, 2006). Deze multifactoriële oorzaak van spasticiteit, die gekenmerkt wordt door een zeer grote inter- en intra-individuele verscheidenheid, maakt het meten en behandelen van deze stoornis complex (Lehmann et al., 1989; Kwakkel, 1995). Een probleem bij het definiëren van spasticiteit wordt veroorzaakt door het begrip 'hypertonie', of in het Engels '(enhanced) muscle tone'. In de neurofysiologie wordt hypertonie gezien als 'de mate waarin de extrafusale spiervezel actief is en door rek kan worden geactiveerd'. Daarentegen wordt het begrip hypertonie klinisch meer uitgelegd als 'de weerstand die men registreert bij het passief bewegen van de extremiteit, al dan niet met verschillende hoeksnelheden'. In het laatste geval wordt bij het begrip tonus niet alleen naar de (re)activiteit van de extrafusale spiervezel gekeken, maar ook naar de 'tonus' van niet-contractiele elementen van het bewegingsapparaat. Omdat de laatst aangehaalde definitie een veel vollediger beschrijving geeft van de abnormale houdings- en bewegingstonus bij spastische patiënten, wordt voor deze beschrijving van het begrip 'hypertonie' gekozen.

In tegenstelling tot wat de boven aangehaalde definitie suggereert, laat recent onderzoek zien dat spasticiteit niet alleen een zuiver motorisch probleem is dat exclusief het gevolg is van een ontremming van de myotatische reflexboog. Omdat beide aspecten niet in de definitie van spasticiteit tot uiting komen, wordt spasticiteit tegenwoordig gedefinieerd als: 'Disordered sensori-motor control, resulting from an upper motor neuron lesion presenting as intermittent or sustained involuntary activation of muscles.' Deze laatste definitie benoemt vooral de positieve symptomen (zoals hyperreflexie) als kenmerk van de spastische bewegingsstoornis. Tegelijk echter beperkt ze de mogelijkheid om de negatieve aspecten van een 'upper-motor-neuronsyndroom' (zie verder) zoals parese, atrofie en verlies van vaardigheden ook tot de spastische bewegingsstoornis te rekenen.

Spastische bewegingsstoornissen kunnen op spierniveau worden ingedeeld in drie spierfunctiestoornissen, namelijk:
1 stoornissen in spieractivatie;
2 stoornissen in spierstijfheid;
3 stoornissen in spierlengte.

In bredere zin wordt het begrip spasticiteit gebruikt voor het complex van verschijnselen dat kan optreden na een beschadiging van het eerste motorische neuron. Omdat het hier gaat om een complex van verschijnselen, wordt de voorkeur gegeven aan termen als 'spastische parese' of 'centraal motorische parese'. 'Spastische cerebrale parese' is in deze context een globalere term voor verschillende neurologische verschijnselen die worden gezien bij een laesie van het centrale motorische efferente systeem. Stoornissen van dit systeem worden in de literatuur ook wel het upper-motor-neuronsyndroom (UMN-syndroom) genoemd. Toch hoeft niet elk UMN-syndroom spasticiteit met zich mee te brengen. Afhankelijk van de lokalisatie en uitgebreidheid van het neurologische defect, zijn ook andere verstoringen in de regulatie van de houdings- en bewegingstonus mogelijk, zoals rigiditeit, dystonieën en paratonieën. Clinici houden daarom vaak liever het minder ruime begrip 'piramidaal syndroom' aan. Het 'piramidaal syndroom' wordt, in tegenstelling tot het UMN-syndroom, wel specifiek in verband gebracht met de verschijnselen van een spastische parese.

Tot de belangrijkste klinisch objectiveerbare kenmerken van het piramidaal syndroom behoren:
- een verhoogde, snelheidsafhankelijke proprioceptieve (myotatische) reflexactiviteit, die bij een snelle, aanhoudende rek meestal resulteert in een clonus;
- een verlaagde of pathologisch veranderde exteroceptieve reflexactiviteit, in het bijzonder de pathologische voetzoolreflex volgens Babinski;
- een toegenomen weerstand bij het langzaam passief bewegen (hypertonie);
- een uitbreiding van de reflexogene zone;
- het vóórkomen van het knipmesfenomeen;
- de ontremming van abnormale primitieve posturele reflexen, zoals tonische labyrintaire en tonische nekreflexen;
- de aanwezigheid van een parese, die meestal distaal aan de extremiteiten het meest uitgesproken is;
- de ontwikkeling van stereotiepe bewegingspatronen (synergieën) bij het actief bewegen;
- het verlies van geïsoleerde willekeurige beweging en daarmee van vaardigheid.

De bovengenoemde stoornissen kunnen verder worden onderverdeeld in *negatieve* (–) en *positieve* (+) symptomen. De negatieve symptomen zijn uitingen van het verlies aan prestatie van willekeurige motoriek, zoals verlies van spierkracht, afname van behendigheid en toename van vermoeidheid. De positieve symptomen zijn de abnormale uitingen van overtollige spieractiviteit, zoals hyperreflexie, ontwikkeling van synergieën en geassocieerde bewegingspatronen, clonus, ontremming van abnormale primitieve posturele reflexen en aanwezigheid van pathologische reflexen waaronder de pathologische voetzoolreflex volgens Babinski. Zowel de negatieve als de positieve symptomen, en daarnaast de verhouding tussen deze twee, komen met een sterke inter- en intra-individuele variatie bij patiënten voor. Belangrijk is dat men zich realiseert dat bovengenoemde positieve aspecten van spasticiteit zijn gedefinieerd tijdens situaties in rust. In welke relatie de bovengenoemde positieve symptomen staan tot de actieve houdings- en bewegingstonus van het kind is onduidelijk en varieert in ieder geval sterk per kind. Voor de praktijk betekent het laatste dat passief uitgevoerd tonusonderzoek van geringe betekenis is voor de actieve houdings- en bewegingstonus van het kind.

1.2 Spiertonus

Spiertonus wordt op verschillende manieren gedefinieerd. De meest voorkomende omschrijving is: 'Spiertonus is de mate van weerstand van een spier gedurende een passieve beweging' (Bohannon, 1987; Kwakkel, 1995, 2006). Basmajian schrijft in *Muscles Alive* het volgende over tonus: '... the definition of "tone" should include both the passive stiffness of muscular (and fibrous) tissues and the active (although not continuous) contraction of muscle in response to the reaction of the nervous system to stimuli' (Basmajian et al., 1985). Hij maakt hiermee duidelijk dat bij het tonusonderzoek twee elementen een rol spelen, namelijk de passieve weerstand van weefsel (visco-elastische eigenschappen van spier- en bindweefsel) en de actieve weerstand van de spier, door middel van contractie van de spierfibrillen (Bohannon, 1987; Basmajian, 1985).

Door deze samenhang van passieve en actieve weerstand is het duidelijk dat 'tonus' en 'mobiliteit' elkaar sterk kunnen beïnvloeden.

Spiertonus heeft vooral klinische betekenis in relatie tot het centrale zenuwstelsel. De begrippen spasticiteit, rigiditeit en hypotonie zijn bekende begrippen bij een tonusregulatiestoornis. Abnormale houdings- en bewegingspatronen kunnen veroorzaakt worden door een hypertonie van centrale oorsprong. Vooral bij persisterende tonische reflexen kunnen er abnormale bewegingspatronen bestaan die wijzen op een cerebrale bewegingsstoornis (Campbell, 1991; Brooks, 1986).

Verschillende systemen in het zenuwstelsel zijn betrokken bij de tonusregulatie. Via de aan- en afvoerende banen van en naar de motorische voorhoorn van het ruggenmerg wordt de innervatie van de spierspoel beïnvloed. De supraspinale invloeden komen onder andere uit de hersenstam, de hersenschors, de basale ganglia en het cerebellum.

Verschillende hypothesen zijn geformuleerd met betrekking tot de rol van de spierspoel en de rekreflex bij de sturing van de motoriek: de gammalus, alfa-gammacoactivatie en de *stiffness regulator*, waarbij ook de invloed van peeslichaampjes wordt betrokken. De peeslichaampjes zijn vooral gevoelig voor lengtespanningsveranderingen

als gevolg van de activiteit van een beperkte set motorunits (Donkelaar, 1988).
Tonus- en houdingsregulatie zijn zeer nauw met elkaar verweven. De houdingsregulatie wordt gestuurd via reticulospinale en vestibulospinale baansystemen. Deze baansystemen faciliteren motorneuronen van de houdingsspieren en de rekreflex (Brooks, 1986).

1.3 Tonusstoornis

Een laesie/stoornis in een van de regulerende centra kan leiden tot een tonusverandering die hoger of lager is dan de normale tonusvariatie. Dit uit zich in hypotonie, hypertonie of een sterke wisseling in de tonus zoals bij extrapiramidale bewegingsstoornissen. Klinisch heeft het begrip hypertonie de betekenis: de verhoogde weerstand die men voelt bij het passief bewegen van de extremiteit, al dan niet met verschillende hoeksnelheden (Burke, 1988; Huffschmidt et al., 1985). Hier wordt bij het onderzoek van de tonus niet alleen naar de (re)activiteit van de extrafusale spiervezels gekeken, maar ook naar de 'tonus' van niet-contractiele elementen van het bewegingsapparaat (Meché et al., 1986). In de neurofysiologie wordt hypertonie gezien als 'de mate waarin de extrafusale spiervezels actief zijn en door rek kunnen worden geactiveerd' (Rushworth, 1980). Bij het onderzoek wordt een verschil gevoeld tussen spasticiteit en rigiditeit; beide stoornissen gaan gepaard met een hypertonie. Hypotonie wordt vooral gezien bij een laesie van het perifere motorneuron (perifere parese). Centraal neurologisch veroorzaakte hypotonie wordt gezien bij laesies van de nucleus subthalamicus en bij beschadiging van het extrapiramidale systeem. Bij deze vorm van hypotonie wordt een normale spierkracht gezien, in tegenstelling tot de hypotonie behorend bij de perifere parese, die gepaard gaat met krachtvermindering (Brooks, 1986).

SPASTICITEIT, CLONUS EN RIGIDITEIT
Spasticiteit en clonus zijn fenomenen die vanuit dezelfde neuroreflectoire systemen verklaard kunnen worden. Kenmerk van spasticiteit is een snelheidsafhankelijke weerstand die gekenmerkt wordt door een *catch* als de passieve beweging snel wordt ingezet, gevolgd door een *release*. De catch wordt gekenmerkt door een plotselinge toename van de weerstand waardoor de passieve beweging bijna, of geheel, tot stilstand komt. De catch kan verklaard worden vanuit een ontremde myotatische reflex. De release is een eropvolgende abrupte verlaging van de weerstand waardoor de passieve beweging weer sneller mogelijk is. De release kan verklaard worden vanuit een

ontremd golgi-peesmechanisme (omgekeerde myotatische reflex). Verder zijn bij spasticiteit de peesreflexen verhoogd en zijn vooral de antigravitatiespieren verhoogd in tonus met extensie in de benen en flexie in de armen (Kwakkel, 2006).

De clonus is een zich herhalende myotatische reflex, met andere woorden een agonistische aanspanning en ontspanning, die repeterend optreedt tegen een gelijkblijvende weerstand. Bij een clonus wordt beoordeeld hoe snel deze uitdooft.

Rigiditeit wordt gekenmerkt door het 'loden-pijpfenomeen'. Dat wil zeggen een weerstand die snelheidsonafhankelijk is en gedurende het gehele bewegingstraject tijdens de passieve beweging gelijk blijft. Ook is er hierbij sprake van een coactivatie van agonist en antagonist, waarbij de flexoren meestal dominant zijn.

De onderzoeker moet er dus op letten wat voor soort weerstand er voelbaar is. Deze verschillende gevoelsmodaliteiten die de onderzoeker kan waarnemen zijn belangrijk om te differentiëren tussen de diverse vormen van hypertonie.

Gezien de complexiteit van spasticiteit en rigiditeit is het niet verwonderlijk dat beide begrippen nogal eens door elkaar worden gebruikt. Dit is echter ten onrechte, want klinisch zijn voor zowel spasticiteit als rigiditeit kenmerken te noemen waardoor deze twee motorische stoornissen zich van elkaar onderscheiden. De belangrijkste verschillen komen in het klinisch-neurologische onderzoek tot uiting. Verreweg het belangrijkste verschil tussen spasticiteit en rigiditeit is dat in geval van spasticiteit de ondervonden c.q. geregistreerde weerstandsverhoging bij het passief bewegen snelheidsafhankelijk is (Brown, 1994; Burke, 1988). Uit elektromyografische metingen blijkt de passief opgelegde hoekverandering een min of meer evenredige relatie te hebben met de geïntegreerde elektromyografische activiteit (Burke, 1988). Een ander belangrijk verschil tussen spasticiteit en rigiditeit is de richting van de weerstandsverhoging, die bij het passief bewegen van de extremiteit ondervonden wordt. In het geval van rigiditeit is deze meer bidirectioneel van aard. Met andere woorden: de tonustoename lijkt bij het passief doorbewegen van de extremiteit veel gelijkmatiger over agonist en antagonist te zijn verdeeld (Carew, 1985) (zie tabel 1.1).

1.4 Hoe is 'spasticiteit' gerelateerd aan de 'centraalmotorische parese'?

De symptomen 'spasticiteit' en 'centraalmotorische parese' worden meestal direct met elkaar in verband gebracht. Zoals in de ICF onder codenummer 72 wordt aangegeven, gebruikt men meestal de gecombineerde term 'spastische parese'. Ook de relatie tussen spasticiteit en ernst van parese wordt in alle neurologische oefenmethoden benadrukt. Men gaat er daarbij van uit dat de mate van spasticiteit gerelateerd is aan het geassocieerd bewegen, waarbij synergetisch werkende spiergroepen in verhoogde mate worden gecoactiveerd.

Ook wordt in de literatuur aangenomen dat de mate van synergievorming een indicatie zou geven over de ernst van de centraalmotorische parese. Hiermee samenhangend komen de relaties tussen spasticiteit, parese en synergievorming tot uiting bij het al dan niet kunnen uitvoeren van verschillende vaardigheden. Zo worden sterke verbanden gevonden tussen de synergetische herstelstadia, met functies als staan, lopen en handvaardigheid. Door een relatie te leggen tussen het synergetisch afhankelijk bewegen en de ernst van de spasticiteit, proberen sommige clinici het (meet)probleem van directe kwantificering van de mate van hypertonie en hyperreflexie te omzeilen.

De huidige visie onderkent dat de 'spastische parese' geen entiteit is maar een complex, waarbij verschillende factoren verantwoordelijk zijn voor de abnormale houdings- en bewegingstonus. Daar komt bij dat die per patiënt kan variëren door verschil in locatie, pathogenese en uitgebreidheid van de laesie. Bovendien kan op basis van de aard van de laesie (acuut, chronisch of geleidelijk progressief) onderscheid worden gemaakt in het beloop van spasticiteit als functie van de tijd. Helaas is onderzoek naar de veranderingen van spastische parese als functie van de tijd nog nauwelijks gedaan. Momenteel zijn er aanwijzingen dat er onderscheid gemaakt kan worden tussen enerzijds centraalmotorische paresen die het gevolg zijn van een afgenomen centraal gestuurde *agonistische* activatie (in de Angelsaksische literatuur ook wel 'reduced output'-parese genoemd) en anderzijds paresen die voornamelijk worden veroorzaakt door een te spastisch werkende *antagonist*.

Het beoordelen van spasticiteit krijgt veel aandacht in het behandelproces. Een belangrijk aspect hierbij is het goed en objectief meten van het niveau van spasticiteit: alleen op deze manier kan men beoordelen of de behandeling effectief is. In de praktijk wordt vaak gebruikgemaakt van subjectieve schalen waarbij de behandelaar zich binnen enkele minuten een indruk vormt van de mate van spasticiteit. Hieraan kleven twee bezwaren. Allereerst is dat de subjectiviteit van het oordeel. Daarnaast geeft deze meetmethode een fragmentopname van de werkelijke spasticiteit van een patiënt, die wellicht niet altijd goed overeenkomt met de ervaren spasticiteit in bijvoorbeeld de thuissituatie. Er is dus behoefte aan een objectieve methode om spasticiteit te meten over een langere periode, zodat de behandelaar een beter inzicht krijgt in de mate van spasticiteit en de behandeling eventueel hierop kan worden aangepast.

Tabel 1.1 De belangrijkste klinische verschillen tussen spasticiteit en rigiditeit (Kwakkel, 1995).		
onderzochte functie	spasticiteit	rigiditeit
kwantitatieve kenmerken van de geregistreerde weerstand bij het bewegen met verschillende hoeksnelheden	dynamisch bepaald: afhankelijk van de hoeksnelheid (bij hogere hoeksnelheden is de weerstand hoger)	statisch bepaald: onafhankelijk van de hoeksnelheid
kwalitatieve kenmerken van de geregistreerde weerstand bij het bewegen met verschillende hoeksnelheden	knipmesfenomeen	loden-pijp- en/of tandradfenomeen
tonusverdeling tussen agonist en antagonist	ongelijk verdeeld, afhankelijk van het niveau van de laesie: (bij cerebrale spasticiteit antizwaartekracht-musculatuur)	meer gelijk verdeeld tussen agonist en antagonist: (meer bidirectioneel verdeeld, waarbij netto de tonus over flexoren overheerst)
pathologische reflexen	aanwezig	in principe aanwezig
proprioceptieve reflexen	verhoogd (d.w.z. asymmetrisch tussen paretische en niet-paretische zijde)	normaal
exteroceptieve reflexen	verlaagd	onveranderd (of verhoogd)
houdingsreflexen	ontremd c.q. verhoogd	onveranderd
reactie op passief verkorten van de spier (shortenings reaction)	afwezig	aanwezig
parese	aanwezig	afwezig
atrofie	aanwezig (secundair en primair)	afwezig

1.5 Classificatie van centraalmotorische bewegingsstoornissen

SPASTICITEIT

Het wezenlijke kenmerk van de spasticiteit is de verhoogde spanning of tonus van bepaalde spiergroepen. Hypertonie wordt gekenmerkt door een verhoogde weerstand bij passief bewegen; meestal is ook het bewegingstraject van de gewrichten afgenomen.

De aandoening wordt verder gekarakteriseerd door:
- hyperreflexie van de peesreflexen;
- uitbreiding van de reflexogene zone;
- versterkte strekreflexen;
- clonus;
- verhoogde weerstand tegen passieve beweging.

DYSKINESIEËN
Deze motorische stoornissen zijn het gevolg van functionele problemen van de motorische verbindingen van de verschillende hersendelen met het ruggenmerg. Ze komen tot uiting in een gestoorde wisselwerking tussen agonistische en antagonistische spiergroepen, waardoor abnormale, onwillekeurige bewegingen en tonusstoornissen kunnen optreden. Hiertoe behoren in de eerste plaats de verschillende vormen van chorea, athetose, verder vooral tremoren en rigiditeit.
Chorea-athetose: vreemde en onverwacht snelle (chorea) of trage (athetose) onwillekeurige bewegingen. Daarbij kan een verhoogde of juist verlaagde spierspanning optreden. Het is voor het kind moeilijk om een vaste houding te vinden.

ATHETOSE
Deze bewegingsstoornis wordt gekenmerkt door het optreden van langzame kronkelende en draaiende bewegingen, vooral van de distale delen van de extremiteiten. Een speciale vorm is het torsiespasme (dystonie) waarbij hoofd, nek, romp of extremiteiten gedurende seconden tot minuten in abnormale houdingen gefixeerd kunnen blijven. In de eerste levensmaanden is het soms moeilijk athetotische bewegingen van normale te onderscheiden, omdat ook de normale motoriek een aantal athetotische kenmerken vertoont in de neonatale periode.

TREMOREN
Dit zijn willekeurige, ritmische nevenbewegingen, veroorzaakt door afwisselende contracties van agonisten en antagonisten.

RIGIDITEIT
Dit verschijnsel berust op een verhoogde rusttonus van de spieren en komt tot uiting in een verhoogde weerstand tegen passieve beweging die over het gehele bewegingstraject wordt gevoeld, hetzij constant (zoals bij het buigen van een loden pijp), hetzij schoksgewijs (tandradfenomeen).
Hierdoor treden nevenbewegingen op, geassocieerde reacties, of

massale buig- of streksynergieën van een of meer ledematen. Verstoring van de reciproke innervatie kan bewegingsarmoede veroorzaken, maar ook slingerende hyperkinetische nevenbewegingen (bij athetotische patiënten).

De recentste en internationaal geaccepteerde classificatie van centraalmotorische bewegingsstoornissen in de klinische praktijk is de indeling van Surveillance of Cerebral Palsy in Europe (SCPE) (Jarvis et al., 2003) waarbij onderscheid wordt gemaakt tussen spastische, atactische en dyskinetische bewegingsstoornissen. Omdat een eenduidige indeling de voorkeur heeft, dient men in het geval van een mengvorm de meest prominente bewegingsstoornis te benoemen. De meest voorkomende bewegingsstoornis betreft de spastische parese (80-90%). Daarnaast kennen we de dyskinetische parese (9%) en de atactische parese (2%). Uitsluitend hypotonie wordt niet tot cerebrale parese gerekend (SCPE, 2000).
Er is in de SCPE overeenstemming bereikt dat kinderen worden ingedeeld naar type bewegingsstoornis op basis van de volgende criteria:
- spastische cerebrale parese; hierbij zijn ten minste twee van de volgende drie symptomen aanwezig:
  - abnormale houding en/of beweging;
  - verhoogde spierspanning (mag wisselend aanwezig zijn);
  - pathologische reflexen (hyperreflexie en/of reflex volgens Babinski);
- atactische cerebrale parese:
  - abnormale houding en/of beweging;
  - verlies van normale spiercoördinatie zodat beweging met abnormale kracht, ritme en precisie plaatsvindt, zoals bij hypermetrie (het missen van een object van de geïntendeerde beweging) en dysdiadochokinesie (het niet snel kunnen alterneren in bewegingsrichting);
- dyskinetische cerebrale parese:
  - abnormale houding en/of beweging, onwillekeurige bewegingen ook in rust;
  - onwillekeurige, ongecontroleerde, repeterende en soms stereotype bewegingen:
    - dystone cerebrale parese:
      - hypokinesie, langzame torderende bewegingen;
      - hypertonie: niet-snelheidsafhankelijke verhoogde spiertonus bij passief bewegen;
    - hyperkinetische (vroeger chorea-athetotische genoemd) cerebrale parese:

- hyperkinesie (grofslagige, heftige bewegingen);
- hypotonie.

Dystone en hyperkinetische bewegingskenmerken komen ook tegelijkertijd voor, waarbij de bijdrage van de twee componenten kan wisselen en ook veranderen in de tijd. Om die reden verdient het de voorkeur om van een dyskinetische bewegingsstoornis te spreken, eventueel met de toevoeging overwegend van het dystone of hyperkinetische type.

EXTRAPIRAMIDALE BEWEGINGSSTOORNIS

Letterlijk betekent extrapiramidaal systeem: alle hersendelen buiten de piramidebaan. De piramidebaan is de grote uitvalsweg die vanuit de motore hersenschors bewegingsopdrachten doorgeeft om de spieren te activeren, zodat je de geplande beweging daadwerkelijk uitvoert. Verschijnselen die optreden bij een verstoring van de structuur of functie van het extrapiramidale systeem, zoals de basale kernen, rode kern of substantia nigra, worden extrapiramidale bewegingsstoornis genoemd. Het betreft een bewegingsstoornis als gevolg van een verstoorde aansturing van de skeletspieren. De belangrijkste symptomen zijn:
- onnatuurlijk aandoende bewegingen zoals spiertrekkingen in het gezicht (rollende ogen, spiertrekkingen van de tong);
- krampachtige strekkingen van het lichaam;
- spierstijfheid;
- moeizaam op gang komen na stilstaan of stilzitten;
- juist niet in staat zijn langdurig stil te gaan zitten of staan;
- trillende vingers en handen;
- maskerachtige uitdrukkingen van het gezicht.

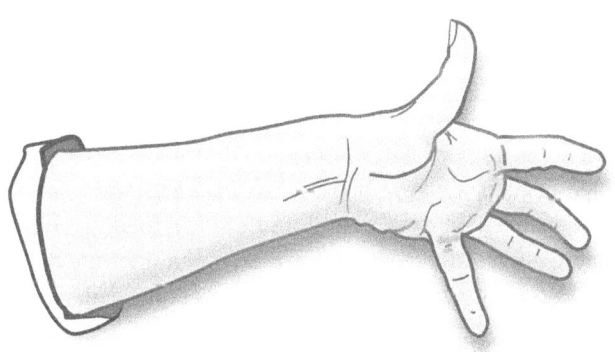

Figuur 1.1 *De eerste afbeelding van een athetotische handstand komt uit het handboek van Hammond uit 1871.*

DYSTONIE

Dystonie staat voor een motorische stoornis die gekenmerkt wordt door aanhoudende spiercontracties die leiden tot abnormale houdingen en/of herhaalde bewegingen. Dystonie kan leiden tot dwangstanden van het betrokken lichaamsdeel.

De spierspanning is vaak te hoog en op andere momenten normaal. Anders gezegd: 'een wisselende spierspanning die variabel is van zeer kort tot enkele minuten aanhoudend'. Vaak is er een verstoring van de samenwerking tussen spieren en spiergroepen. Het gevolg is dat er onwillekeurige bewegingen ontstaan, maar soms ook een langer durende abnormale stand van een lichaamsdeel.

Zo'n onwillekeurige spierspanning komt meestal in één deel van het lichaam voor, zoals oogleden, nek of arm. Ook in aangrenzende ledematen, zoals nek en arm, oogleden en kaak of door het gehele lichaam kan de spierspanning voorkomen.

Tegenwoordig wordt dystonie gebruikt als aanduiding van een specifiek symptoom dat aanwezig is bij vele aandoeningen, vooral bij de ziekten van de basale ganglia. De definitie van 'dystonie' luidt: 'Toestand van abnormale bewegingen en/of houdingen van een of meer lichaamsdelen als gevolg van onwillekeurige langer durende spiercontracties, waarbij het normale reciproke samenwerkingspatroon tussen agonistische en antagonistische spier(en) is verstoord'.

Vroege symptomen kunnen zijn:
– een handschrift dat slechter wordt na het schrijven van enkele zinnen;
– kramp in de voet of in de hand;
– het naar binnen draaien van een voet wanneer het been wordt opgetild;
– het slepen met een been;
– trekken van een voet na het rennen of na een lange wandeling;
– de nek draait of trekt onwillekeurig, vooral als men erg vermoeid is.

Als algemene regel geldt dat, wanneer de dystonie zich op kinderleeftijd manifesteert, de kans groot is dat deze zich uitbreidt naar meer lichaamsdelen en de patiënt door deze aandoening ernstig geïnvalideerd zal worden. Daarentegen blijft een dystonie die op volwassen leeftijd begint meestal beperkt tot het lichaamsdeel waar de aandoening is begonnen. Voor de behandelaar is het van belang onderscheid te maken tussen een primaire en een secundaire vorm van dystonie. Ziektegeschiedenis en lichamelijk onderzoek kunnen aanwijzingen opleveren voor een hersen- of ruggenmergbeschadiging. Aanvullend onderzoek is dan nodig om deze diagnose te bevestigen, zoals het maken van röntgenfoto's, een EEG, een CT- of MRI-scan, een ruggenmergpunctie of bloedonderzoek.

1.6 Spiertonus en mobiliteit

Bij ernstige hypertonie kunnen extremiteiten, hoofd en romp in een bepaalde dwangstand komen. Bij spasticiteit is dit meestal in een zogenoemd 'spastisch patroon'. Dit kan bijvoorbeeld een extensiepatroon zijn, met extensie, endorotatie en adductie-overheersing. Als er geen invloed op het spasme kan worden uitgeoefend, ontstaan dwangstanden die nauwelijks corrigeerbaar zijn. Dit betekent dat de mobiliteit negatief beïnvloed kan worden door ernstige tonusverhoging. Bij afwijkende of bijzondere situaties (zoals bij immobilisatie of musculaire disbalans tussen agonist en antagonist) ontstaan er veranderingen in een spier die binnen 24 uur kunnen optreden (Gossman et al., 1982; Huet de la Tour et al., 1979; Bleck, 1990; Tardieu et al., 1988). Deze veranderingen zijn over het algemeen reversibel bij herstel van de bewegingsfunctie.

Indien er geen herstel van de bewegingsstoornis optreedt, of als er geen beweging mogelijk is, kan door middel van positionering geprobeerd worden de spieren op lengte te houden (Bleck, 1990; Tardieu et al., 1988). Musculatuur past zich aan langdurige verlenging aan door toename van het aantal sarcomeren. Dit effect treedt alleen op bij langdurig (meer dan 6 uur) op lengte houden. Een of twee keer per dag passief doorbewegen heeft geen effect op de toename van het aantal sarcomeren (Gossman et al., 1982; Huet de la Tour et al., 1979; Bleck, 1990; Tardieu et al., 1988). Er is zelden sprake van irreversibele spierverkortingen op basis van tonusverhoging. Wel kunnen er secundaire standafwijkingen optreden door langdurige spierdisbalans (Messina, 1990). Ook kan het voorkomen dat secundaire weefselbeschadiging, onder andere door passief doorbewegen, blijvende beperkingen geeft.

Mobiliteitsverlies door een tonusstoornis kan het beste worden voorkomen of teruggewonnen door tonusnormalisatie en bewegen binnen het actieve bewegingstraject (Dattola et al., 1993).

1.7 Spierkracht en spiertonus

Een patiënt met een 'ernstige' spasticiteit kan als krachtig imponeren in de spastische musculatuur. Dit is echter geen willekeurig gestuurde aanspanning, geen gecontroleerde kracht, maar berust vooral op tonustoename. Bij ontspanning met spasmolytica of inhibitie door een fysiotherapeutische techniek blijkt er nauwelijks willekeurige sturing mogelijk te zijn. Spreekt men nu van kracht of alleen van tonus? Spierkracht dient geïnterpreteerd te worden als de mate waarin een spier willekeurig tegen een bepaalde weerstand aangespannen kan worden, of een bepaald bewegingstraject kan afleggen binnen normale tonusgrenzen (Dattola, 1993).

Kracht en tonus beïnvloeden elkaar. Ook in de 'gezonde' situatie, bijvoorbeeld bij krachttraining, wordt soms een toename van de spiertonus gezien. De tonus blijft echter binnen 'normale grenzen'. Treedt er een tonusverhoging op, hoger dan de normale tonusvariatie, bijvoorbeeld bij een laesie van de motorische schors in het cerebrum, dan gaat dit ook gepaard met een toename van het aantal actiepotentialen naar de spier en van het aantal spierfibrillen. Het aantal sarcomeren per spier neemt echter niet toe als er geen dynamiek mogelijk is (vooral bij rigide spasticiteit) (Dattola, 1993). Bij vermindering van de tonus is er ook verlies van de kracht. De skeletmusculatuur van spastische patiënten laat een verandering zien in pathofysiologische zin, namelijk afname van type-2- en toename van type-1-spiervezels (slow motor units) (Messina, 1990; Cherry, 1980). Bij normale krachttoename in de gezonde musculatuur wordt een toename van zowel type-1- als type-2-vezels gezien, vooral als deze verkregen wordt door dynamische arbeid. Dit in tegenstelling tot bodybuilding, waarbij door statische aanspanning voornamelijk het aantal type-1-vezels toeneemt (Messina, 1990).

2 Psychometrische verantwoording van metingen

Inleiding
De laatste decennia zijn veel studies gepubliceerd naar de effectiviteit van de behandeling bij kinderen met spasticiteit. Uit deze studies kan geen eenduidige conclusie worden getrokken.
Volgens de auteurs van overzichtsartikelen werden in de meerderheid van die studies de volgende problemen geconstateerd: er waren geen adequate elementen voor beoordeling, er was geen validiteit of betrouwbaarheid van meetinstrumenten, de studieperiode was te kort, er was geen follow-up, geen deugdelijke opzet van het onderzoek en analyse, geen statistische analyse of geen samenhang in definitie van de behandelingsprincipes en doelen.
Een van de bovenstaande problemen, namelijk dat van de psychometrische eigenschappen van meetinstrumenten, zal in dit hoofdstuk nader worden besproken. Daarvoor is een literatuurstudie uitgevoerd met de volgende vraagstellingen:
1 Welke meetinstrumenten zijn gebruikt voor de beoordeling van tonus?
2 Voldoen ze aan de criteria voor validiteit en betrouwbaarheid?
3 Hoe werden ze gebruikt?

2.1 Referentiewaarden

Meetinstrumenten kunnen worden ingedeeld in zogenoemde *norm-referenced tests* en *criterion-referenced tests*. Norm-referenced tests zijn instrumenten waarin de prestaties van het individuele kind vergeleken worden met de prestaties van een vergelijkbare groep kinderen. Dit type test is vooral gericht op het beantwoorden van de vraag of een kind beter, even goed, of juist slechter presteert dan andere kinderen van dezelfde leeftijd en/of sekse. Bij criterion-referenced tests daarentegen worden de prestaties van het individuele kind vergeleken met een tevoren vastgesteld prestatieniveau. Er wordt dus geen vergelijking met andere kinderen gemaakt, maar alleen vastgesteld of het kind in staat is een bepaald prestatieniveau te bereiken.

Om verantwoorde uitspraken te kunnen doen over de motoriek van een kind, of stoornissen daarin, moeten de gebruikte instrumenten voldoen aan een aantal *psychometrische eisen*.

In de eerste plaats moet het meetinstrument *objectief meten* en *gestandaardiseerd* zijn. Dit betekent dat de manier van afname van de test, de scoring en de interpretatie van de testresultaten duidelijk omschreven zijn en niet beïnvloedbaar door het subjectieve oordeel van de tester.

Een tweede eis is dat het meetinstrument voldoende *betrouwbaar* is. Dit betekent dat het ongevoelig is voor meetfouten en dat bij herhaalde testafname dezelfde resultaten behaald zullen worden. Dit laatste wordt ook wel de test-hertestbetrouwbaarheid genoemd. De mate waarin twee verschillende personen tot hetzelfde resultaat komen bij afname van de test is de interbeoordelaarsbetrouwbaarheid. Een laatste aspect van de betrouwbaarheid is de interne consistentie van een meetinstrument.

Ten derde moet een meetinstrument vooral *valide* zijn. Meet het ook daadwerkelijk wat het beoogt te meten? Bij meetinstrumenten wordt een onderscheid gemaakt in verschillende soorten validiteit. De zogenoemde *concurrent validity* of soortgenootvaliditeit neemt hierbij een belangrijke plaats in. Het betreft dan de mate waarin kinderen die op het ene instrument afwijkend presteren ook afwijkend presteren op een instrument dat dezelfde onderliggende eigenschap beoogt te meten. Daarnaast worden meetinstrumenten vaak beoordeeld op hun *construct validity*. Hiermee wordt bedoeld de mate waarin een instrument ook inderdaad de eigenschap(pen) meet die het beoogt te meten. Is een test bijvoorbeeld geconstrueerd om zowel de fijne als de grove motoriek te meten, dan kan door middel van factoranalyse onderzocht worden of de testonderdelen die de fijne motoriek meten inderdaad een aparte factor vormen, te onderscheiden van een factor die bestaat uit testonderdelen die de grove motoriek meten. Bij de bespreking van de verschillende tonusonderzoeken zal, voor zover bekend, worden aangegeven in hoeverre het desbetreffende meetinstrument voldoet aan de eisen van betrouwbaarheid en validiteit.

DOEL VAN HET INSTRUMENT

De meetinstrumenten kunnen worden onderverdeeld in de volgende categorieën:
- discriminatoire instrumenten, bedoeld om onderscheid te maken tussen individuen en/of om individuen te categoriseren;
- predictieve instrumenten, bedoeld om een voorspelling te doen over de toekomst van een individu;
- evaluatieve instrumenten: bedoeld om de mate van verandering in de tijd of na een behandeling te meten.

Een instrument wordt over het algemeen ontwikkeld en gevalideerd voor een van deze doelen. Een instrument dat voor één doel is ontwikkeld, kan niet automatisch ook voor een ander doel gebruikt worden.

2.2 Psychometrische eigenschappen

Validiteit: De mate waarin een meetinstrument of meettechniek meet wat deze beoogt te meten. Om de validiteit van een meetinstrument te bepalen, wordt het vergeleken met een instrument waarvan we zeker weten dat dit het gewenste effect meet (de gouden standaard). In veel gevallen is echter het vinden van een geschikte gouden standaard niet vanzelfsprekend. Validering is daarom vaak een complexe aangelegenheid.

Validiteit kan zijn:
- *face validity* – gezichtsvaliditeit: de mate waarin een meetinstrument op het eerste zicht lijkt te meten wat het hoort te meten;
- contentvaliditeit: meet het instrument de van tevoren bedachte dimensies en haalt het de verwachte waarde;
- constructvaliditeit (of: begripsvaliditeit): deze validiteit stelt zich de vraag wat een score op een item precies betekent. Deze vraag kan worden beantwoord door na te gaan of de variabelen goed zijn geoperationaliseerd;
- criteriumvaliditeit: de mate waarin een meetinstrument de prestatie van een respondent kan voorspellen op een extern criterium (een afhankelijke variabele). Het verband tussen de scores op items van het meetinstrument en het criterium wordt de criteriumvaliditeit genoemd;
- responsiviteit: een nieuw type validiteit; de waarde van het meetinstrument om klinisch belangrijke veranderingen te kunnen beoordelen.

Maten voor validiteit zijn wisselend afhankelijk van de mogelijkheden en veronderstellingen, het wel of niet afwezig zijn van een 'gouden standaard'. Een meetinstrument moet betrouwbaar zijn om valide te kunnen zijn.

BETROUWBAARHEID

De betrouwbaarheid van een tonusonderzoek betreft de consistentie en de reproduceerbaarheid van de methoden, de omstandigheden en de resultaten van dat onderzoek. *Betrouwbaar* zijn waarnemingen die, onder dezelfde omstandigheden herhaald, dezelfde uitkomst geven.
Consistentie en reproduceerbaarheid zijn dus twee aspecten van betrouwbaarheid en worden respectievelijk ook wel interne en externe betrouwbaarheid genoemd.
- *Interne betrouwbaarheid* verwijst naar de mate waarin de gegevensverzameling, de data-analyse en de conclusies binnen het onderzoek zelf consistent zijn. Als bijvoorbeeld met verschillende onderzoekers wordt gewerkt om gegevens te verzamelen, dan is een pertinente vraag die betrekking heeft op de interne betrouwbaarheid of die onderzoekers op dezelfde manier te werk gaan.
- *Externe betrouwbaarheid* verwijst naar de mate waarin onafhankelijke onderzoekers het onderzoek in gelijke omstandigheden kunnen reproduceren. Als het onderzoek extern betrouwbaar is, dan zal een onderzoeker die dezelfde methoden, condities en dergelijke gebruikt tot resultaten moeten komen die vergelijkbaar zijn met de resultaten uit voorgaand onderzoek. Om reproduceerbaar te zijn, moet in de rapportage van het onderzoek voldoende aandacht worden geschonken aan een nauwkeurige beschrijving van de procedures, condities en algemene setting.

TEST-HERTESTBETROUWBAARHEID

Als een herhaling van de meting door dezelfde onderzoeker zonder verandering van de onderzoekseenheden en zonder ongewenste beïnvloeding mogelijk is, dan zal men de test-hertestbetrouwbaarheid berekenen. Door het berekenen van een correlatiecoëfficiënt meet men de stabiliteit van de meting. Dit is de mate van reproduceerbaarheid: de meting is zo min mogelijk afhankelijk van toevallige factoren. De mate van betrouwbaarheid wordt weergegeven met een betrouwbaarheidscoëfficiënt. Bij een samenhang tussen twee metingen (op een metrische schaal) met hetzelfde instrument met een correlatie van 0,80 of meer wordt het instrument voldoende betrouwbaar geacht. Deze maat wordt verkregen door de overeenstemming (intercorrelatie) uit te rekenen tussen meerdere testafnamen (test-hertest) door dezelfde onderzoeker (intrabeoordelaarsbetrouwbaarheid) of door verschillende onderzoekers (interbeoordelaarsbetrouwbaarheid).

Interbeoordelaarsbetrouwbaarheid wordt meestal uitgedrukt in Cohens kappa (kappascore). Dit is een score tussen 0 (geen overeenstemming) en 1 (maximale overeenstemming). Een kappascore $\geq$ 0,6 wordt beschouwd als voldoende.

Intrabeoordelaarsbetrouwbaarheid wordt meestal gemeten met de concordantiecoëfficiënt W van Kendall. Deze varieert tussen 1 (perfecte overeenstemming) en 0 (geen overeenstemming).
Een kendallscore $\geq$ 0,60 wordt beschouwd als voldoende.

Om te beoordelen of de items van het onderzoek bijdragen aan wat er gemeten wordt, bestaat de interne consistentie. Die wordt gemeten met Cronbachs alfa (a).

De vier hierna beschreven meetinstrumenten zijn allemaal evaluatief en discriminatoir. Hun doel is het meten van verandering over de tijd, bijvoorbeeld voor en na een behandeling. Daarnaast moeten ze afwijkingen meten ten opzichte van de norm. De instrumenten kunnen ook worden gebruikt om verschillen tussen de linker en rechter lichaamshelft aan te tonen en tussen de bovenste en de onderste extremiteit of de proximale en distale spiergroepen.
Niet van alle meetinstrumenten is voldoende beschreven of ze aan de psychometrische eisen voldoen. Validiteit van een tonusmeting lijkt het grootste probleem; meten we bijvoorbeeld wel tonus bij passief bewegen? Mobiliteit en spierkracht lijken een rol te spelen bij het beoordelen van de tonus. Toch wordt er in het neurologisch onderzoek van uitgegaan dat tonus als fenomeen onderscheiden kan worden van uitrekbaarheid van weefsel. Zeker bij het snel uitvoeren van de beweging ontstaat er eerder een weerstand die niet verklaard kan worden vanuit de mobiliteit. Deze *catch* wordt geduid als de tonus van het spierweefsel.

Meten van spiertonus 3

Inleiding

In de literatuur (Bohannon, 1987, Fosang et al., 2003, Scholtes et al., 2006, Rameckers et al., 2006) worden vier meetinstrumenten genoemd die ook in Nederland frequent worden gebruikt om een tonusregulatiestoornis of spieractivatiestoornis in kaart te brengen. De vier geselecteerde meetinstrumenten zijn:
1 Modified Ashworth Scale;
2 Tardieu Scale;
3 SPAT (SPAsticity Test);
4 het bewerkte tonusonderzoek volgens Amiel-Tison.

Wat wordt gemeten met elk van deze instrumenten?

3.1 Modified Ashworth Scale

Bij de Modified Ashworth Scale (MAS) wordt de passieve tonus manueel onderzocht en gekwantificeerd aan de hand van een zespuntsschaal. De originele Ashworth Scale is een vijfpuntsschaal, maar door de toevoeging van een 1+-score is de schaal gewijzigd in de MAS (Bohannon, 1987). De Modified Ashworth Scale houdt geen rekening met de relatie tussen de verhoogde tonus enerzijds en de houding van de patiënt en eventuele geassocieerde spieractivaties anderzijds. Beide elementen zijn belangrijk bij het meten van de tonus en zijn uitwerkingseffect. Opvallend is dat bij deze schaal rigiditeit bij het strekken of buigen van een gewricht (verhoogde spierstijfheid) niet wordt onderscheiden van spasticiteit, maar wordt gezien als de ernstigste vorm van verhoogde tonus (hypertonie).

HET DOEL VAN DE MAS

De Modified Ashworth Scale is een evaluatief instrument dat verandering over de tijd beoogt te meten, bijvoorbeeld voor en na een behandeling. Het kan ook worden gebruikt om verschillen aan te

Tabel 3.1		Scores op de Modified Ashworth Scale (MAS).
0	=	geen verhoogde tonus
1	=	licht verhoogde tonus; catch gevolgd door een ontspanning, of minimale weerstand op het einde van de Range Of Motion
1+	=	licht verhoogde tonus; catch gevolgd door een minimale weerstand gedurende de rest (= minder dan de helft) van de Range Of Motion
2	=	duidelijke weerstand gedurende het grootste deel van de Range Of Motion
3	=	sterke weerstand, passief bewegen is moeilijk
4	=	rigide flexie of extensie

tonen tussen de linker en rechterlichaamshelft, de bovenste en de onderste extremiteit of de proximale en distale spiergroepen.

DE DOELGROEP VAN DE MAS

De Modified Ashworth Scale is ontworpen om de mate van spasticiteit te kunnen weergeven bij diverse aandoeningen van het centrale zenuwstelsel. De doelgroep is daardoor zeer divers: de MAS kan worden toegepast bij iedere aandoening die als mogelijke functiestoornis spasticiteit heeft.

PRAKTISCHE ASPECTEN

Het voor dit meetinstrument benodigde materiaal bestaat uit een behandelbank (of een mat), een rustige kamer en een scoreformulier (zie uitgangshoudingen op de verschillende foto's).
Bij de uitvoering van het onderzoek moet het kind in een normale staat van alertheid zijn (Prechtl state 4-5; (4) wakker, met open ogen en minimale bewegingen of (5) wakker en energieke bewegingen). De ruimte waarin het kind wordt onderzocht, dient aangenaam warm en comfortabel te zijn. Het kind wordt in ondergoed onderzocht op een zachte ondergrond. De onderzoeker stopt met meten als het kind laat merken dat het onderzoek voor hem of haar onprettig of te veel is.

DE BETROUWBAARHEID VAN DE MAS

Verschillende studies hebben de betrouwbaarheid van dit meetinstrument bekeken. In tabel 3.2 staan de belangrijkste resultaten samengevat. Een betrouwbaarheid is 'goed' genoemd wanneer de gerapporteerde Cohens kappa of Spearman-correlatiecoëfficiënt groter was dan 0,8. Was deze kleiner dan 0,8 maar groter dan 0,6, dan werd de betrouwbaarheid 'redelijk' genoemd. Waarden lager dan 0,6 werden als 'matig' beoordeeld en lager dan 0,4 als 'slecht'.

Tabel 3.2 Betrouwbaarheidsstudies van de Modified Ashworth Scale.		
studie	onderzoeksgroep	conclusies
Bohannan & Smith (1987)	MS, CVA (n = 30)	elleboogflexoren: interbeoordelaarsbetrouwbaarheid goed
Bodin & Moris (1991)	CVA (n = 18)	polsflexoren: interbeoordelaarsbetrouwbaarheid redelijk
Sloan et al. (1992)	hemiplegie (n = 34)	elleboogflexoren en -extensoren: interbeoordelaarsbetrouwbaarheid redelijk tot goed knieflexoren: interbeoordelaarsbetrouwbaarheid slecht/matig
Allison et al. (1996)	NAH (n = 30)	plantaire flexoren enkel: interbeoordelaarsbetrouwbaarheid slecht tot redelijk, intrabeoordelaarsbetrouwbaarheid matig tot redelijk
Hass et al. (1996)	dwarslaesie (n = 30)	heupadductoren, -flexoren, en -extensoren en plantaire flexoren enkel: interbeoordelaarsbetrouwbaarheid slecht/matig
Waardenburg et al. (1999)	psychogeriatrische patiënten (n = 28)	elleboogflexoren en -extensoren: interbeoordelaarsbetrouwbaarheid redelijk tot goed, intrabeoordelaarsbetrouwbaarheid redelijk
Gregson et al. (1999)	CVA (n = 32)	elleboogflexoren: interbeoordelaarsbetrouwbaarheid goed, intrabeoordelaarsbetrouwbaarheid goed
Brashear et al. (2002)		voor de Ashworth-parameters gaven 38 van 40 evaluaties een uitstekende (gewogen kappa $\geq .75$) of goede (gewogen kappa $\geq .64$) intrabeoordelaarsbetrouwbaarheid. De interbeoordelaarsbetrouwbaarheid was goed voor de Ashworth Scale (Kendall $W = .792$)

HET SCOREFORMULIER

Op de website www.netchild.nl is onder het kopje instrumenten het scoreformulier met hierop de uitgangshoudingen per spiergroep weergegeven.

3.2 Tardieu-schaal en SPAT

Het doel van de Tardieu-schaal (Tardieu, 1982, 1987) en de SPAT (SPAsticity Test; Scholtes, 2005, 2006) is het meten van de streksnelheid in relatie tot het moment van musculaire reactie (catch). Hiermee wordt de dynamische component van de spierlengte bepaald.

Bij de Tardieu-schaal is het verschil tussen R_1 (moment van een spierreactie (catch) bij snel bewegen) en R_2 (moment van de catch bij langzaam bewegen) bepalend voor de grootte van de dynamische component.

Bij de SPAT wordt zowel de PRA (*passive restricted angle*; erg langzaam bewegen) als de SRA (*stretch restricted angle*; zo snel mogelijk bewegen) bekeken. De reactie van de spier wordt genoteerd bij beide snelheden (Scholtes, 2005, 2006).

De langzame passieve gewrichtsuitslag wordt gemeten door goniometrie en genoteerd op een gestandaardiseerde wijze. Dit geeft een indicatie voor de spierlengte in rust of R_2.
De snelle bewegingsuitslag geeft het punt waarop weerstand tegen een snelle strekking (*rapid velocity stretch*) optreedt. De 'blokkering' die resulteert uit de 'snelle strekreflex' kan gezien worden in de snelle range of motion bij een vaste hoek, gedefinieerd als R_1. R_1 wordt voor deze spieren bepaald (met de goniometer) onder de hierna getoonde uitgangsposities.

Uitgangshoudingen en uitvoering MAS/SPAT/Tardieu-schalen
(Foto's Sebastian, leeftijd 3 maanden.)

HEUPFLEXOREN

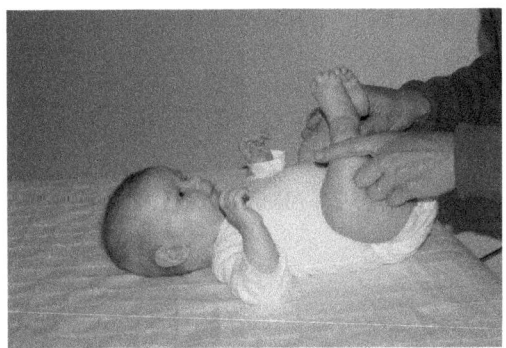 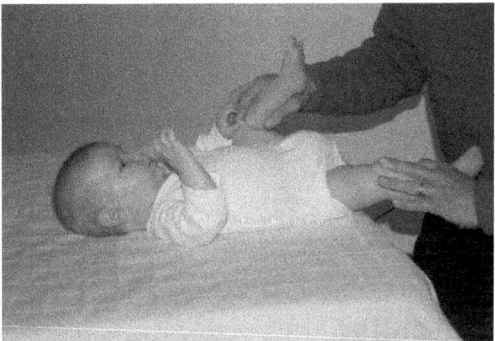

Figuur 3.1 en 3.2 *Het kind ligt in rugligging op de onderzoeksbank, met zijn hoofd in de middenpositie, met het bekken op de rand van de bank en beide heupen en knieën in flexie voor de borst.*

R_1 Vanuit deze startpositie wordt het te onderzoeken been snel (binnen 1 seconde) naar extensie gebracht. De hoek waaronder de weerstand die tegen de extensie te voelen is, wordt genoteerd onder R_1.
R_2 Vanuit deze positie wordt het been langzaam naar extensie gebracht, terwijl het andere been in flexie voor de borst wordt gehouden. De hoek die gemeten wordt is gelijk aan R_2.
De verschilscore R_2-R_1 wordt berekend en genoteerd.

HEUPADDUCTOREN

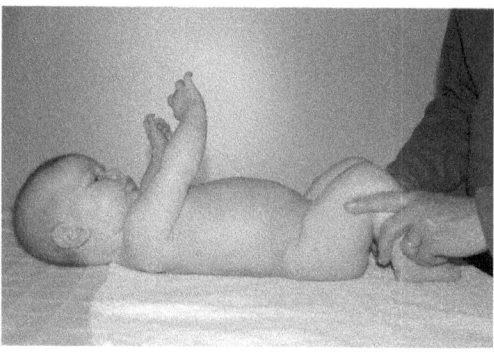 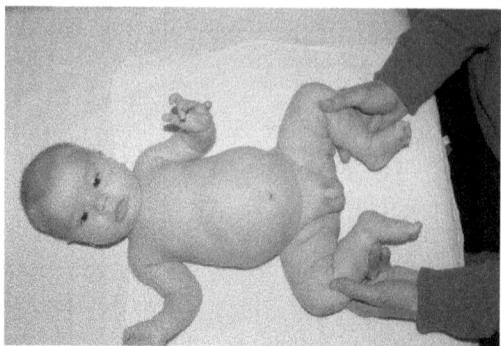

Figuur 3.3 en 3.4 Het kind ligt in rugligging met de heupen en knieën ongeveer 60° gebogen en de voeten plat naast elkaar op de onderzoeksbank.

R1 De heupen worden *snel* geabduceerd en enige spasticiteit in de adductoren wordt opgemerkt als zijnde blokkering t.g.v. de snelle abductie. Meet de hoek tussen de loodrechtlijn op de as door het SIAS en de dijen. De hoek waarbij dit optreedt, wordt genoteerd onder R1.

R2 Abduceer beide heupen *langzaam* tegelijkertijd waarbij het bekken in horizontale positie blijft. De ROM die hier gemeten wordt is gelijk aan R2.

De verschilscore R2-R1 wordt berekend en genoteerd.

MUSCULUS RECTUS FEMORIS

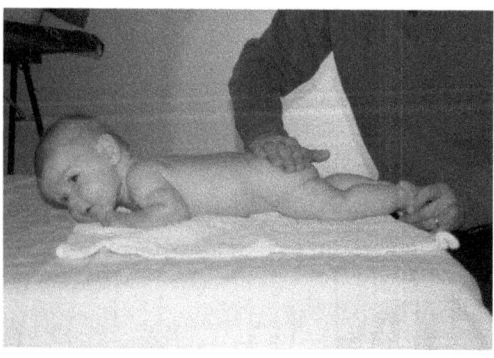 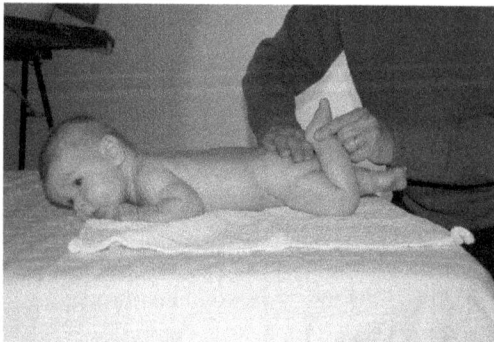

Figuur 3.5 en 3.6 Het kind ligt op de buik met gestrekte heupen (bij aanwezigheid van heupflexie contracturen in zo maximaal mogelijke extensie).

R1 Eén knie wordt maximaal gestrekt om hierna *snel* te flecteren. De hoek waaronder de weerstand die tegen de flexie te voelen is, wordt genoteerd onder R1.
R2 Eén knie wordt *langzaam* gebogen tot het bekken omhoog komt of zijwaarts draait. De lengte van de m. rectus femoris wordt als hoek gemeten en genoteerd als R2.
De verschilscore R2-R1 wordt berekend en genoteerd.

HAMSTRINGS

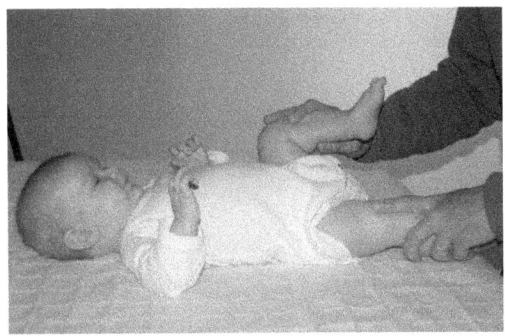 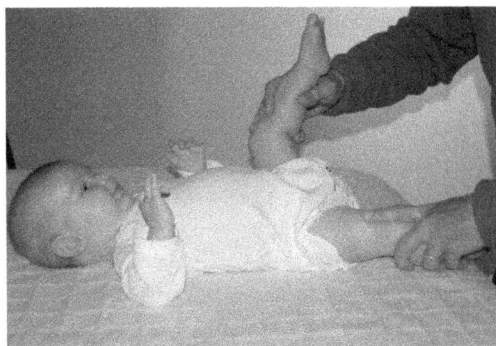

Figuur 3.7 en 3.8 *Het kind ligt in rugligging met een heup 90° geflecteerd; het contralaterale been wordt vastgehouden in extensie. Bij het vasthouden van dit been wordt de knie van het te onderzoeken been vanuit flexie zover mogelijk gestrekt (tot maximaal).*

R1 De knie wordt *snel* gestrekt, de hoek die gemeten wordt is die vanuit verticale stand waarbij volledige extensie 0° is. Deze hoek wordt genoteerd als R1.
R2 De knie wordt *langzaam* gestrekt, de hoek die gemeten wordt op het moment van de 'blokkering' wordt genoteerd onder R2.
De verschilscore R2-R1 wordt berekend en genoteerd.

MUSCULUS GASTROCNEMIUS

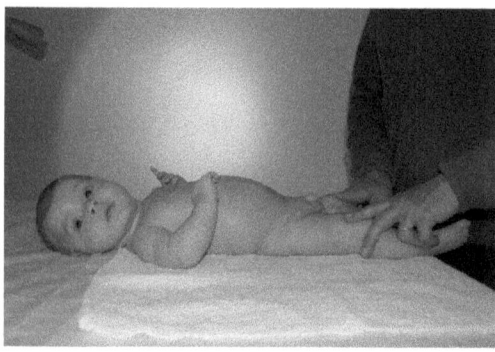 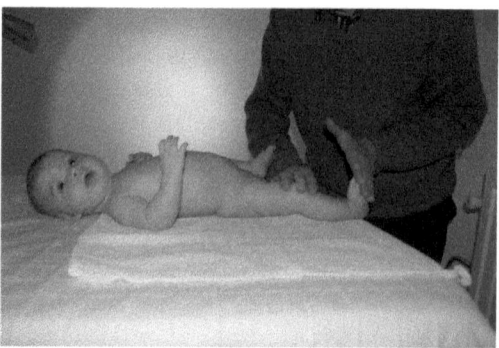

Figuur 3.9 en 3.10 *Het kind ligt in rugligging, waarbij het been enigszins in abductie/exorotatie wordt gebracht en de voet vrij hangt over de rand van de bank (neutrale stand subtalaar gewricht). De voorvoet wordt in neutrale positie gehouden om pronatie en eversie te voorkomen die een 'schijnbare' dorsaalflexie in het mid-tarsale gewricht kunnen geven.*

R1 Vanuit deze positie, wordt de voet *snel* naar maximale dorsaalflexie gebracht. De hoek waaronder de blokkering optreedt, wordt genoteerd onder R1. (De range van de dorsaalflexie wordt gemeten met het subtalair gewricht in neutrale stand).
R2 Vanuit deze positie, wordt de voet *langzaam* naar maximale dorsaalflexie gebracht. De hoek waaronder de blokkering optreedt, wordt genoteerd onder R2.
De verschilscore R2-R1 wordt berekend en genoteerd.

MUSCULI BICEPS BRACHII

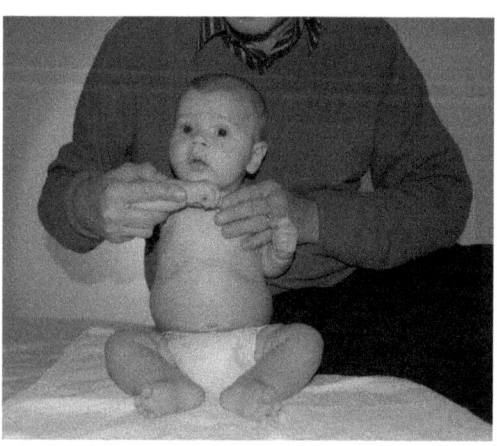 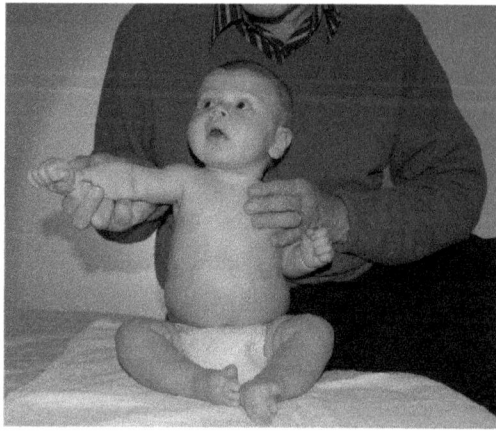

Figuur 3.11 en 3.12 *Het kind zit in gesteunde zit op de bank met de schouder in 90° anteflexie/abductie en de elleboog in maximale flexie.*

R1 De arm wordt *snel* gestrekt, hierdoor wordt de weerstand in de biceps opgemerkt als zijnde de blokkering die optreedt t.g.v. de snelle extensie. De hoek die gemeten wordt is de hoek tussen de arm in volledig gestrekte stand (0°) en de mogelijke flexiestandhoek. De hoek wordt genoteerd onder R1.
R2 De elleboog wordt *langzaam* gestrekt. De hoek die gemeten wordt is de hoek tussen de arm in volledig gestrekte stand (0°) en de mogelijke flexiestandhoek. De hoek wordt genoteerd onder R2.
De verschilscore R2-R1 wordt berekend en genoteerd.

POLSFLEXOREN

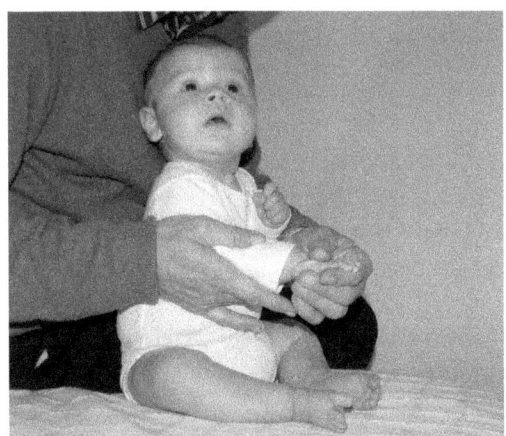 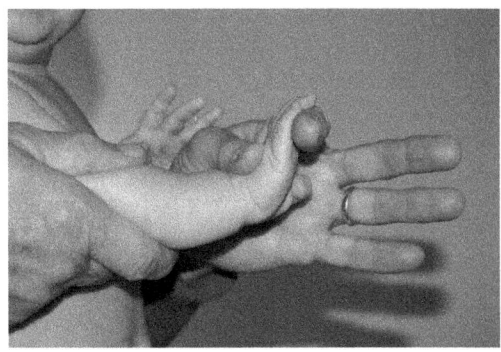

Figuur 3.13 en 3.14 *Het kind zit in gesteunde zit op de bank met de elleboog gebogen en de vingers gestrekt.*

R1 De onderarm wordt vastgehouden en de hand wordt snel in dorsaalflexie richting bewogen (hierdoor wordt de spasticiteit van de flexoren in de onderarm opgemerkt als zijnde de blokkering die optreedt als gevolg van de snelle extensie). De hoek die gemeten wordt, is de hoek tussen de onderarm en de hand.
R2 De hand wordt langzaam in dorsaalflexie richting bewogen. De hoek die gemeten wordt, is de hoek tussen de onderarm en de hand. De gemeten score is gelijk aan R2.
De verschilscore R2-R1 wordt berekend en genoteerd.

3.3 Betrouwbaarheid

Enkele studies naar de betrouwbaarheid van de Tardieu-schaal en de Modified Ashworth Scale worden hier genoemd.
Doel van de studie van Fosang et al. (2003) was onder andere de

Tabel 3.3 Invulformulier van de Tardieu-schaal.						
	links			rechts		
	R2 (langzaam)	R1 (snel)	R2-R1	R2 (langzaam)	R1 (snel)	R2-R1
heupflexoren						
heupadductoren						
m. rectus femoris (mm. quadriceps)						
hamstrings						
m. gastrocnemius						
mm. biceps brachii						
polsflexoren						

betrouwbaarheid van de Tardieu-schaal en de Modified Ashworth Scale te onderzoeken. Zes fysiotherapeuten testten zeventien patiënten (gemiddelde leeftijd 6 jaar en 4 mnd, SD 2 jaar en 4 mnd) op twee momenten, met zes dagen ertussenin. De interbeoordelaarsbetrouwbaarheid voor de Tardieu-schaal was hoger ($r = 0,7$) dan voor de Modified Ashworth Scale ($r = 6,2$). De test-hertestbetrouwbaarheid varieerde sterk, vooral voor de Modified Ashworth Scale.

Doel van de studie van Platz et al. (2005) was het zoeken en op psychometrische eigenschappen evalueren van de klinische testen voor het meten van spasticiteit door middel van een systematische literatuurstudie. Zij vonden 24 gebruikte klinische schalen (tabel 3.4). Voor de meeste schalen geldt dat er geen betrouwbaarheids- of validiteitsgegevens worden vermeld. Alleen voor de Tardieu-schaal en de Modified Ashworth Scale werden in de literatuur betrouwbaarheidsgegevens gevonden.

Doel van de studie van Mehrholz et al. (2005) was om de Tardieu-schaal en de Modified Ashworth Scale te vergelijken bij 33 volwassen patiënten met een ernstige hersenbeschadiging in een revalidatiecentrum. Vier ervaren fysiotherapeuten testten iedere patiënt op twee opeenvolgende dagen één keer per dag met de Tardieu-schaal en de Modified Ashworth Scale. Resultaat: De test-hertestuitslag van de Modified Ashworth Scale was matig tot goed (kappa = 0,47-0,62) en van de Tardieu-schaal matig tot heel goed (kappa = 0,52-0,87). De test-hertestbetrouwbaarheid van de Tardieu-schaal was significant hoger ($Z > 1,96$; $p < 0,05$) dan die van de Modified Ashworth Scale.

Tabel 3.4 Schalen voor het meten van spasticiteit en geassocieerde klinische fenomenen.

naam van de schaal	construct	structuur van de schaal
A. Meting van tonus		
Ashworth Scale	weerstand tegen passieve beweging	ordinaal, 1 item
Modified Ashworth Scale (MAS)	weerstand tegen passieve beweging	ordinaal, 1 item
Velocity-corrected MAS	weerstand tegen passieve beweging	ordinaal, 1 item
Muscle Tone Scale	weerstand tegen passieve beweging	ordinaal, 1 item
Other categorization of tone	weerstand tegen passieve beweging	ordinaal, 1 item
Modified Tardieu Scale	dynamische catch range of motion	numeriek, 1 item
'Spasticité' (Bilan moteur)	weerstand tegen passieve beweging	ordinaal, 9 items, SRS
VAS voor tonus (klinische beoordelaar)	weerstand tegen passieve beweging	numeriek, 1 item
VAS voor tonus (patiënt)	weerstand tegen passieve beweging	numeriek, 1 item
Tone Assessment Scale	weerstand tegen passieve beweging	ordinaal, 12 items
Resting Posture	geassocieerde reacties	(6 + 3 + 3 items), SRS
Spasticity Score (heupadductoren)	weerstand tegen passieve beweging, spasmefrequentie	ordinaal, 2 items product
Total Spasticity Score (enkel)	weerstand tegen passieve beweging, peesrekking, clonus	ordinaal, 3 items, SRS
B. Meting van range of motion en houding		
ROM met goniometer	range of motion	numeriek, 1 item
ROM – visuele inschatting	range of motion	numeriek, 1 item
maximale afstand tussen knieën	range of motion	numeriek, 1 item
vingerbuiging in rust	rusthouding	numeriek, 1 item
positie enkel in rust	rusthouding	numeriek, 1 item
C. Andere klinische fenomenen		
Spasm Severity Scale	ernst van spasme	ordinaal, 1 item (zelfrapportage)
Spasm Frequency Scale(s)	spasmefrequentie	ordinaal, 1 item (zelfrapportage)
Spasm Score	spasmefrequentie en ernst	ordinaal, 2 items
Tendon Reflex Scale(s), e.g. NINDS myotatic reflex scale	peesreflex	ordinaal, 1 item
Teken(en) extensor teen	teken(en) extensor teen	nominaal, 6 items
Plantar Stimulation Response	plantaire stimulatierespons	ordinaal, 1 item
Clonus Score	clonus	ordinaal, 1 item

SRS = summated rating scale; VAS = Visual Analog Scale; ROM = range of motion; NINDS = National Institute of Neurological Disorders and Stroke.

SPAT

SPAT is de spasticiteitstest waarbij de passieve bewegingen met twee verschillende snelheden worden uitgevoerd. De ene is een langzame beweging tot de maximale gewrichtsuitslag en de andere een zo snel mogelijke beweging (binnen 1 seconde) om de bewegingsuitslag te meten bij een rekreflex.

De intrabeoordelaarsbetrouwbaarheid is acceptabel (intraclass correlatie coëfficiënt (ICC) tussen 0,67 en 0,85) behalve voor de m. gastrocnemius (ICC 0,46). De interbeoordelaarsbetrouwbaarheid is zwak in de hamstrings en gastrocnemius (ICC 0,46-0,52) tot acceptabel en goed in de overige musculatuur (ICC 0,61-0,87). Dit betekent dat er veel afstemming of training nodig is om een betere interbeoordelaarsbetrouwbaarheid te krijgen (Scholtes et al., 2006). Door middel van een literatuuronderzoek heeft Vanessa Scholtes gezocht naar mogelijke meetinstrumenten om tonus te meten. In de 'Ashworth-achtige' schalen wordt de passieve beweging met één snelheid uitgevoerd en in de 'Tardieu-achtige' schalen worden de passieve bewegingen met verschillende snelheden uitgevoerd en met elkaar vergeleken (Scholtes et al., 2006).

De enige schaal die zowel de hypertonie als de hypotonie scoort bij jonge kinderen, is de schaal van Amiel-Tison. Een extra aspect van de tonusmeting volgens Amiel-Tison is dat de score leeftijdsafhankelijk is en daarom in het eerste jaar in vier verschillende groepen wordt ingedeeld (Amiel-Tison, 2002; Gosselin et al., 2005). Deze schaal wordt besproken in het volgende hoofdstuk.

4 Tonusonderzoek van Amiel-Tison

Inleiding

Het tonusonderzoek volgens Amiel-Tison vormt een onderdeel van een uitgebreid onderzoek dat vooral gericht is op neurologische stoornissen bij kinderen. Amiel-Tison maakt met het passieve en actieve tonusonderzoek onderscheid tussen de tonus in rust en tijdens het bewegen. De 'passieve' tonus wordt beoordeeld aan de hand van omschreven manoeuvres, die de onderzoeker bij het kind uitvoert. De 'actieve' tonus wordt geobserveerd in een aantal houdingen of uitgelokt door een aantal opricht- en evenwichtsreacties. De schaal bestaat uit 25 items. De passieve en actieve houdings- en bewegingstonus van armen, benen, hoofd en romp worden beoordeeld aan de hand van een vijfpuntsschaal lopend van 2– via 1–, 0 en 1+ tot 2+. (Van Empelen et al., 1997; Amiel-Tison, 2002; Paro-Panjan et al., 2005).

Tabel 4.1 Scores in de Amiel-Tison-schaal.

score	
2–	ernstige hypotonie
1–	lichte hypotonie
0	normale tonus
1+	lichte hypertonie
2+	ernstige hypertonie

In 1992 hebben Van Empelen en Van Petegem-Van Beek om diverse redenen een bewerking gemaakt van het tonusonderzoek van Amiel-Tison. Allereerst is de internationale '0-methode' consequent toegepast bij alle te schatten hoeken, zodat geen misverstand kan ontstaan over de vermelde graden. Hierbij zijn wel dezelfde hoekgroottes aangehouden die door Amiel-Tison zijn beschreven. Ook werd ervoor gekozen om zo veel mogelijk items te scoren op een vijfpuntsschaal.

Het onderzoek bestaat uit veertien items verdeeld over vier rubrieken; omdat negen items zowel links als rechts worden gescoord, zijn er in totaal 25 items per onderzoek.

Het tonusonderzoek van Amiel-Tison in de bewerking van Van Empelen en Van Petegem-Van Beek bestaat uit de volgende onderdelen:

A. De passieve tonus aan de onderste extremiteiten wordt beoordeeld door middel van:
1 *adductor angle* (li + re)
2 *heel to ear manoeuvre* (li + re)
3 *popliteal angle* (li + re)
4 *dorsiflexion of the foot* (snel + langzaam) (2 × li + re) (*response to stretch* li + re)

B. De passieve tonus aan de bovenste extremiteiten wordt beoordeeld door middel van:
1 *scarf sign* (li + re)
2 *flapping of the hand* (li + re)

C. De passieve tonus aan het hoofd en de romp wordt beoordeeld door middel van:
1 *flexion of the head*
2 *flexion of the trunk*
3 *extension of the trunk*
4 *lateroflexion of the trunk* (li + re)

D. De actieve tonus aan hoofd en romp wordt beoordeeld door middel van:
1 *raise to sit manoeuvre: neck flexors*
2 *reverse manoeuvre: neck extensors*
3 *head control* (hoofdbalans)
4 *sits alone* (zitbalans)

VOORWAARDEN VOOR HET TONUSONDERZOEK

Een tonusonderzoek bij een kind is geen gemakkelijke taak. Bij de uitvoering worden zowel aan de onderzoeker als aan het kind bepaalde eisen gesteld. Van de onderzoeker worden naast kennis van de ontwikkeling van het zenuwstelsel ook veel ervaring en een vakkundige hantering van en omgang met het kind gevraagd (Prechtl, 1977). Het kind moet in een bepaalde staat van alertheid zijn (Prechtl, 1977). Mocht het in een diepe slaap zijn of excessief huilen, dan kan de tonus niet beoordeeld worden als kenmerkend voor de

4 Tonusonderzoek van Amiel-Tison

Neurological Examination: RECORD FORM neurological data	AGE: 0 - 60 MONTHS
Standards: C. Amiel-Tison/A. Stewart	Revised by R. van Empelen/E. van Petegem-van Beek

name: _____
date of birth: _____
gestational age: _____

SCORE
- score 0 = normal
- score 1 = mildly deviant
- score 2 = severe deviant
- score + = hypertonia
- score − = hypotonia

	1 - 3 MONTHS	4 - 6 MONTHS	7 - 9 MONTHS	10 - 17 MONTHS	18 - 60 MONTHS
date of examination					
corrected age					

A. PASSIVE TONE at rest LL

	1 - 3	4 - 6	7 - 9	10 - 17	18 - 60
adductor angle	L R	L R	L R	L R	L R
heel to ear manoeuvre	L R	L R	L R	L R	L R
popliteal angle	L R	L R	L R	L R	L R
dorsiflexion of the foot	SL SR / FL FR	SL SR / FL FR	SL SR / FL FR	SL SR / FL FR	SL SR / FL FR
response to stretch	L R	L R	L R	L R	L R

B. PASSIVE TONE at rest UL

scarf sign	L R	L R	L R	L R	L R
flapping of the hand	L R	L R	L R	L R	L R

C. PASSIVE TONE at rest head/trunk

flexion of the head					
extension of the trunk					
flexion of the trunk					
lateroflexion of the trunk	L R	L R	L R	L R	L R

D. ACTIVE TONE

raise to sit manoeuvre — neck flexors					
reverse manoeuvre — neck extensors					
head control					
sits alone					

HOGESCHOOL MIDDEN NEDERLAND / © FRAP*82, LINSCHOTEN

Figuur 4.1

doorsnee toestand van het kind. Een normale mate van alertheid (state 4-5 vlg. Dubowitz, Prechtl) is voorwaarde voor een goede beoordeling van de tonus. Mocht het kind in een diepe slaap zijn, of excessief huilen, dan kan de tonus niet worden beoordeeld als zijnde kenmerkend voor de doorsnee toestand van het kind. Als het kind tijdens het onderzoek overstuur raakt, dan moet het onderzoek worden gestaakt en op een ander tijdstip worden overgedaan.

De ruimte waarin het kind wordt onderzocht, moet aangenaam warm en comfortabel zijn. Het kind wordt geheel ontkleed onderzocht op een zachte ondergrond. De onderzoeker stopt als er bij het kind een toenemende weerstand (actieve aanspanning) wordt ondervonden. De onderzoeker dient de verschillende manoeuvres niet te langzaam en in een tamelijk vloeiende beweging uit te voeren tot er enige weerstand gevoeld wordt op basis van een (lichte) rekreflex. Er worden dus geen uiterste grenzen bereikt van de bewegingsmogelijkheid van een gewricht, aangezien dan vooral de mobiliteit onderzocht zou worden.

4.1 De bewerkte methode van het tonusonderzoek volgens Amiel-Tison

De oorspronkelijke beschrijving van de uitvoering van de bewerkte testitems was als volgt:

1 *neck extensors (reverse manoeuvre)*: de onderzoeker laat het kind vanuit zit langzaam achterover zakken tot rugligging en bekijkt de reactie van het hoofd;
2 *dorsiflexion of the foot*: de hoek die gevormd wordt tussen de ventrale zijde van het onderbeen en de dorsale zijde van de voet wordt beoordeeld vanuit volledig gestrekte voetstand;
3 *scarf sign*: deze test kan in drie waarden gescoord worden; score 1 als de elleboog de middenlijn niet overschrijdt (hypertonie), score 2 als de elleboog de middenlijn overschrijdt en score 3 als de beweeglijkheid overdreven is (hypotonie).
4 *sits alone*: in de indeling van de scores van Amiel-Tison kunnen twee abnormale reacties worden beoordeeld; het kind valt naar voren (hypotonie), of naar achteren (hypertonie).

Redenen voor aanpassing van de items zijn de volgende.
– Ad 1: De uitvoering van Amiel-Tison geeft geen informatie over de nekextensoren maar over de flexoren, vandaar dat deze beschrijving is aangepast.
– Ad 2: Een internationaal gehanteerde afspraak over de 0-methode luidt dat de stand waarbij de voet een hoek van 90 graden met het

onderbeen maakt, als 0 graden wordt gedefinieerd. Omdat bij alle testitems vanuit de 0-graden-stand wordt gemeten, zijn deze testitems aangepast.
- Ad 3: De scoring van dit testitem van Amiel-Tison discrimineert niet voldoende tussen de verschillende tonussterktes. Door de test in graden te beoordelen, kan duidelijker een verschil in spiertonus worden aangegeven.
- Ad 4: De indeling volgens Amiel-Tison geeft onvoldoende verschil tussen de verschillende tonusgradaties. In overleg met Amiel-Tison is er een afspraak gemaakt over de tijd die het kind in verschillende leeftijdsklassen los kan zitten.

Neurological Examination: Tone (HYPERTONIA - HYPOTONIA)	AGE: 0 - 60 MONTHS
Standards: C. Amiel-Tison/A. Stewart	REVISED BY R. VAN EMPELEN/E. VAN PETEGEM-VAN BEEK

A. PASSIVE TONE at rest - LOWER LIMBS

1. ADDUCTORS ANGLE

	1-3	4-6	7-9	10-17	18-60
SCORE 2 −	no resistance	no resistance	no resistance	no resistance	no resistance
SCORE 1 −	80°-110°	110°-140°	140°-160°	150°-170°	150°-170°
SCORE 0	40°-80°	70°-110°	100°-140°	110°-150°	110°-150°
SCORE 1 +	30°-40°	50°-70°	70°-100°	40°-110°	40°-110°
SCORE 2 +	< 30°	< 50°	< 70°	< 40°	< 40°

ANGLE L + R					
LEFT					
RIGHT					

SCORE 1-3   SCORE 4-6   SCORE 7-9   SCORE 10-17   SCORE 18-60

2. HEEL TO EAR MANOEUVRE

	1-3	4-6	7-9	10-17	18-60
SCORE 2 −	no resistance	no resistance	no resistance	no resistance	no resistance
SCORE 1 −	100°-130°	130°-150°	150°-170°	150°-170°	150°-170°
SCORE 0	80°-100°	90°-130°	120°-150°	110°-150°	110°-150°
SCORE 1 +	60°-80°	60°-90°	80°-120°	100°-110°	90°-110°
SCORE 2 +	< 60°	< 60°	< 80°	< 100°	< 90°

LEFT					
RIGHT					

HOGESCHOOL MIDDEN NEDERLAND / © FRAP*82, LINSCHOTEN   031192

Figuur 4.2

4.2 Items van het tonusonderzoek

(Bewerking R. van Empelen en E. van Petegem-Van Beek.)

A. PASSIEF TONUSONDERZOEK ONDERSTE EXTREMITEITEN

1. Adductor angle
Mate van abductie, weerstand van de adductoren (figuur 4.3 en 4.4).

uitgangshouding:	Het kind ligt in rugligging, hoofd en romp in de middenstand, armen vrijlaten.
uitvoering:	De benen worden rustig gestrekt in de heupen en knieën en beide benen worden gelijktijdig rustig geabduceerd (de wijsvinger van de onderzoeker ligt midden op het bovenbeen).
score:	De hoek tussen beide benen wordt beoordeeld (geschat). Tegelijkertijd worden de hoeken voor links en rechts apart beoordeeld (i.v.m. asymmetrie). Opmerking: de normaalwaarde is gegeven voor de hoek tussen beide benen; voor links en rechts apart kan de helft hiervan worden genomen.

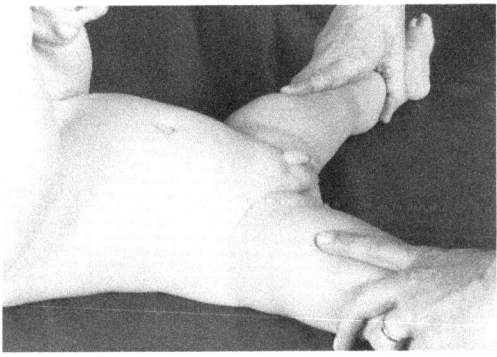 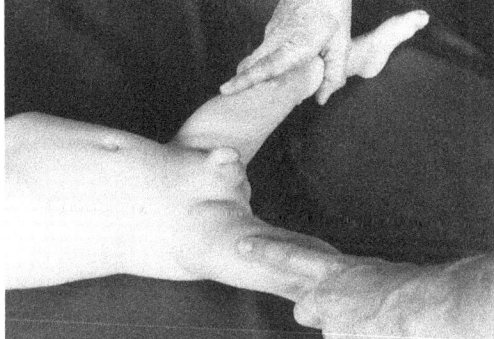

Figuur 4.3 en 4.4 Adductor angle. ♂ Leeftijd 9 maanden; hoek 70° (score 1+), links 40° (1+), rechts 30° (1+).
Adductor angle. ♂ Leeftijd 6 maanden; hoek 60° (score 1+), links 30° (1+), rechts 30° (1+).

2. Heel to ear manoeuvre
Gestrekte benen richting hoofd (figuur 4.5 en 4.6).

uitgangshouding:	Het kind ligt in rugligging met hoofd en romp in de middenstand. Armen vrijlaten.
uitvoering:	De benen worden door de onderzoeker in knie-extensie bij elkaar gebracht en gehouden en zo ver mogelijk naar het gezicht van het kind gebracht. Deze beweging wordt uitgevoerd tot het bekken net los komt van de onderlaag.
score:	De te beoordelen hoek is de hoek gevormd tussen de onderlaag en de benen. De bewegingsuitslag wordt voor beide benen apart beoordeeld (i.v.m. mogelijke asymmetrie). Als de knieën niet volledig gestrekt kunnen worden, wordt er een denkbeeldige loodlijn getrokken vanuit het hielbeen; deze lijn is de ene poot van de hoek ten opzichte van de onderlaag.

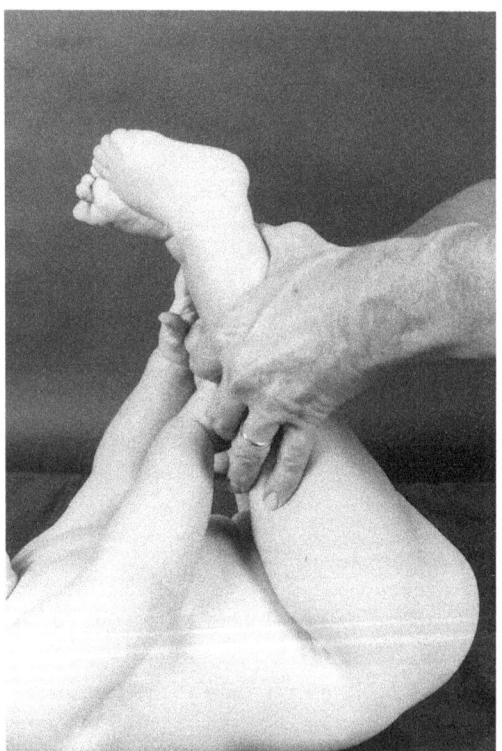
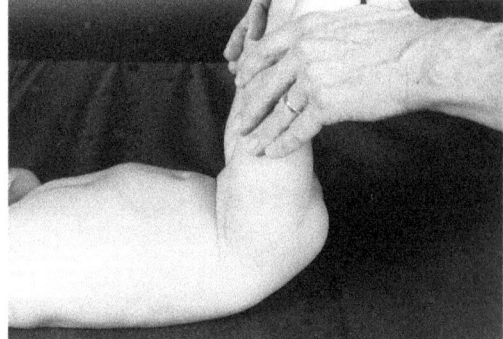

Figuur 4.5 en 4.6 Heel to ear manoeuvre. ♂ Leeftijd 9 maanden; hoek 130° (score 0), links = rechts (beide score 0).

Heel to ear manoeuvre. ♂ Leeftijd 6 maanden; hoek 85° (score 1+), links = rechts (beide 1+).

4 Tonusonderzoek van Amiel-Tison

Neurological Examination: Tone (HYPERTONIA - HYPOTONIA)
Standards: C. Amiel-Tison/A. Stewart

AGE: 0 - 60 MONTHS
REVISED BY R. VAN EMPELEN/E. VAN PETEGEM-VAN BEEK

PASSIVE TONE at rest - LOWER LIMBS

3. POPLITEAL ANGLE

	1-3	4-6	7-9	10-17	18-60
SCORE 2 −	no resistance	no resistance	no resistance	no resistance	no resistance
SCORE 1 −	100° - 120°	120° - 160°	160° - 180°	160° - 180°	160° - 180°
SCORE 0	80° - 100°	90° - 120°	110° - 160°	110° - 160°	110° - 160°
SCORE 1 +	60° - 80°	70° - 90°	90° - 110°	100° - 110°	100° - 110°
SCORE 2 +	< 60°	< 70°	< 90°	< 100°	< 100°

ANGLE L + R					
LEFT					
RIGHT					

SCORE 1-3 SCORE 4-6 SCORE 7-9 SCORE 10-17 SCORE 18-60

4. DORSIFLEXION OF THE FOOT - SLOW

	1-3	4-6	7-9	10-17	18-60
SCORE 2 −	no resistance	no resistance	no resistance	no resistance	no resistance
SCORE 1 −	30° - 70°	30° - 70°	30° - 70°	30° - 70°	30° - 70°
SCORE 0	20° - 30°	20° - 30°	20° - 30°	10° - 30°	10° - 30°
SCORE 1 +	10° - 20°	10° - 20°	10° - 20°	0° - 10°	0° - 10°
SCORE 2 +	< 10°	< 10°	< 10°	< 0°	< 0°

LEFT ANGLE SLOW					
RIGHT ANGLE SLOW					

DORSIFLEXION OF THE FOOT - FAST

	1-3	4-6	7-9	10-17	18-60
SCORE 2 −	no resistance	no resistance	no resistance	no resistance	no resistance
SCORE 1 −	30° - 70°	30° - 70°	30° - 70°	30° - 70°	30° - 70°
SCORE 0	20° - 30°	20° - 30°	20° - 30°	10° - 30°	10° - 30°
SCORE 1 +	10° - 20°	10° - 20°	10° - 20°	0° - 10°	0° - 10°
SCORE 2 +	< 10°	< 10°	< 10°	< 0°	< 0°

LEFT ANGLE FAST					
RIGHT ANGLE FAST					

Figuur 4.7

Neurological Examination: Tone (HYPERTONIA - HYPOTONIA)
Standards: C. Amiel-Tison/A. Stewart

AGE: 0 - 60 MONTHS
REVISED BY R. van EMPELEN/E. van PETEGEM-van BEEK

PASSIVE TONE at rest - LOWER LIMBS

5. **RESPONSE TO STRETCH**

	1-3	4-6	7-9	10-17	18-60
SCORE 2 −			absent		
SCORE 0			normal		
SCORE 1 +			phasic		
SCORE 2 +			tonic / clonus		

SCORE	SCORE	SCORE	SCORE	SCORE
1-3	4-6	7-9	10-17	18-60

LEFT
RIGHT

Figuur 4.8

3. Popliteal angle
Mate van kniestrekking, weerstand van de hamstrings (figuur 4.9).

uitgangshouding:	Het kind ligt in rugligging met hoofd en romp in de middenstand. Armen vrijlaten.
uitvoering:	Beide benen worden tegelijk, met gebogen knieën, zo veel mogelijk geflecteerd in de heupen en in abductie langs de buik gebracht. Vanuit deze positie worden de knieën zo veel mogelijk gestrekt.
score:	De hoek tussen onder- en bovenbeen wordt beoordeeld als zijnde de 'knie-extensiehoek'. De hoek wordt voor beide benen apart beoordeeld.

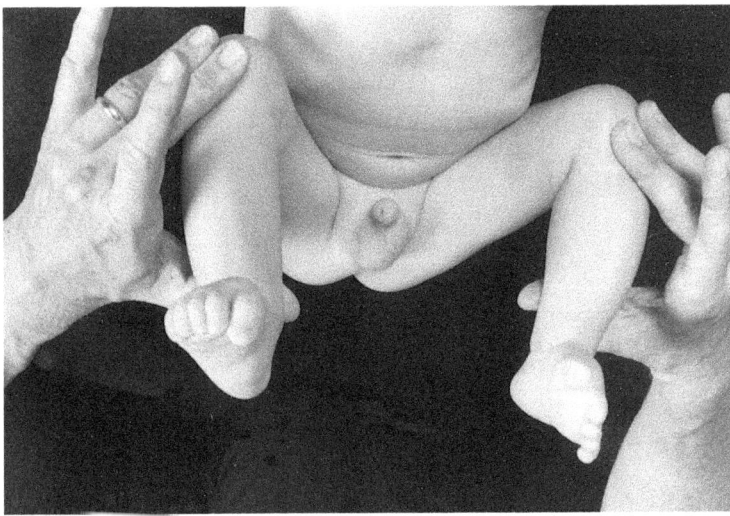

Figuur 4.9 Popliteal angle. ♂ Leeftijd 6 maanden; hoek links 60° (score 2+), rechts 50° (score 2+).

4. Dorsiflexion of the foot

Mate van dorsale flexie van de voet (figuur 4.10).

uitgangshouding:	Het kind ligt in rugligging met hoofd en romp in de middenstand. Armen vrijlaten.
uitvoering:	De benen worden een voor een gestrekt in heup en knie, waarna de voet met de vlakke hand of vingers in dorsale flexie wordt gebracht. Dit gebeurt eerst langzaam en daarna snel.
score:	De hoek die de voet in dorsale flexie maakt ten opzichte van de middenstand (o-gradenstand), links en rechts apart. Deze test wordt eerst beoordeeld in de langzame uitvoering en daarna in de snelle uitvoering (slow and rapid angle).

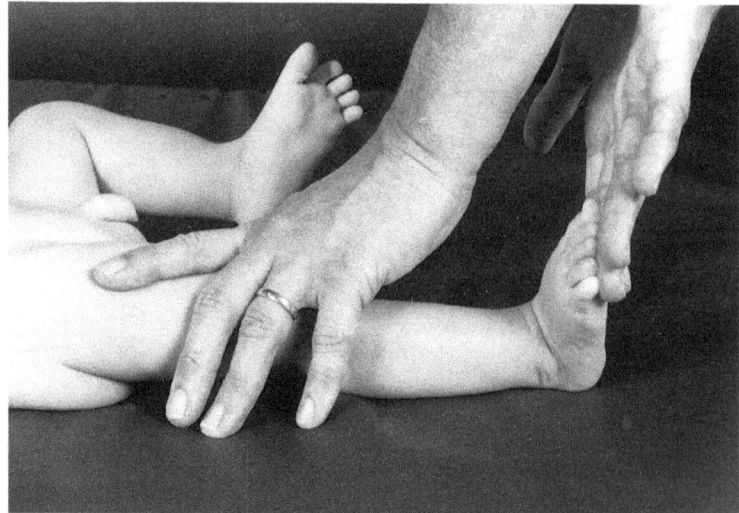

Figuur 4.10 Dorsiflexion of the foot. ♂ Leeftijd 6 maanden; rechts 5° (score 2+).

5. Response to stretch

Deze manoeuvre met de snelle dorsale flexie van de voet wordt ook gebruikt om de *response to stretch* (rekrespons) te beoordelen. De mate van weerstand kan een normale, fasische of tonische reactie opleveren. Een fasische reactie is een korte hoge weerstand die plotseling doorbroken kan worden (knipmesfenomeen). Een tonische reactie is een aanhoudende weerstand gedurende de hele beweging (loden-pijpfenomeen).

Neurological Examination: Tone (HYPERTONIA - HYPOTONIA)
Standards: C. Amiel-Tison/A. Stewart

AGE: 0 - 60 MONTHS
REVISED BY R. VAN EMPELEN/E. VAN PETEGEM-VAN BEEK

B. PASSIVE TONE at rest - UPPER LIMBS

1. SCARF SIGN

	1-3	4-6	7-9	10-17	18-60
SCORE 2 −	no resistance	no resistance	no resistance	no resistance	no resistance
SCORE 1 −	20°-40°	40°-70°	70°-90°	70°-90°	70°-90°
SCORE 0	10°-20°	20°-40°	40°-70°	40°-70°	40°-70°
SCORE 1 +	0°-10°	0°-20°	20°-40°	20°-40°	20°-40°
SCORE 2 +	< 0°	< 0°	< 20°	< 20°	< 20°

LEFT ANGLE					
RIGHT ANGLE					

SCORE 1-3 | SCORE 4-6 | SCORE 7-9 | SCORE 10-17 | SCORE 18-60

2. FLAPPING OF THE HAND

	1-3	4-6	7-9	10-17	18-60
SCORE 2 −			no resistance		
SCORE 1 −			minimal resistance		
SCORE 0			normal		
SCORE 1 +			tightening		
SCORE 2 +			nearly absent		

L + R					
LEFT					
RIGHT					

HOGESCHOOL MIDDEN NEDERLAND / © FRAP*82, UNSCHOTEN   031192

Figuur 4.11

B. PASSIEF TONUSONDERZOEK BOVENSTE EXTREMITEITEN

1. Scarf sign

Mate van adductie van de arm (figuur 4.12).

uitgangshouding:	Het kind ligt in rugligging met hoofd en romp in de middenstand. De benen worden vrijgelaten.
uitvoering:	De onderzoeker pakt de pols van het kind en trekt de arm in een rustige beweging zo veel mogelijk voorlangs de borst, waarbij de hand met gebogen elleboog zo ver mogelijk naar de heterolaterale schouder wordt gebracht.
score:	De hoek die beoordeeld wordt is de mate van adductie van de arm, gerekend vanuit een loodlijn vanuit de schouderkop. Beide armen worden apart beoordeeld.

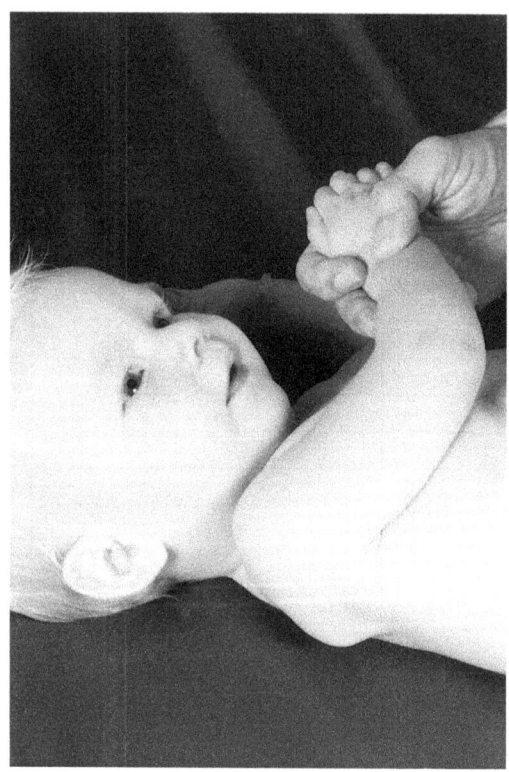

Figuur 4.12 Scarf sign (rechts). ♂ Leeftijd 6 maanden; hoek 50° (score 1–).

2. Flapping of the hand
Mate van ontspanning bij passief 'flapperen' (figuur 4.13).

uitgangshouding:	Het kind wordt in zittende positie gebracht (goed gesteund), terwijl de onderzoeker achter het kind zit.
uitvoering:	De onderzoeker pakt beide armen bij de onderarmen en schudt beide handen symmetrisch op en neer.
score:	De mate van ontspannen 'flapperen' wordt beoordeeld en daarnaast worden de opening van de hand en de duimstand bekeken (vuisthouding en duimadductie duiden op tonusverhoging).

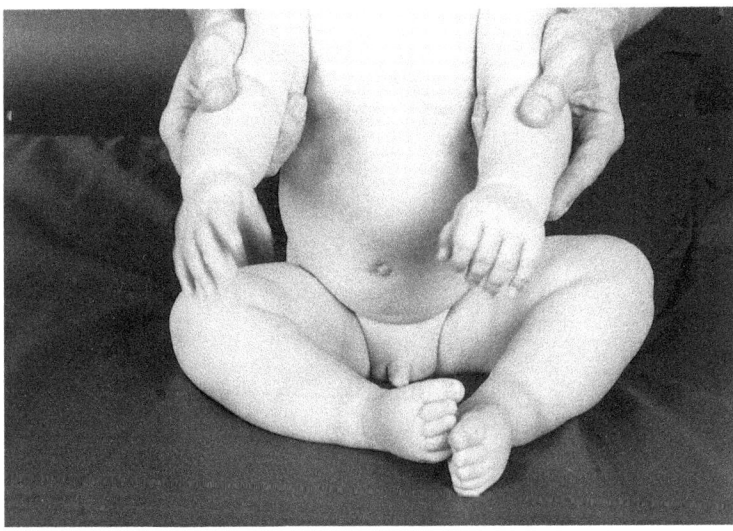

Figuur 4.13 Flapping of the hand. ♂ Leeftijd 9 maanden; links en rechts normaal (score 0).

C. PASSIEF TONUSONDERZOEK VAN HOOFD EN ROMP

1. Flexion of the head
Hoofdflexie (figuur 4.14).

uitgangshouding:	Het kind ligt in rugligging met hoofd en romp in de middenstand. Armen en benen worden vrijgelaten.
uitvoering:	De onderzoeker flecteert het hoofd door een hand onder het hoofd, terwijl de andere hand de borst fixeert. Het hoofd wordt een paar maal (4 à 5 keer) geflecteerd om eventuele actieve weerstand uit te schakelen.
score:	De mate van weerstand wordt beoordeeld zonder actief strekken; de eventuele fixatie of overstrekking wordt gescoord als hypertonie.

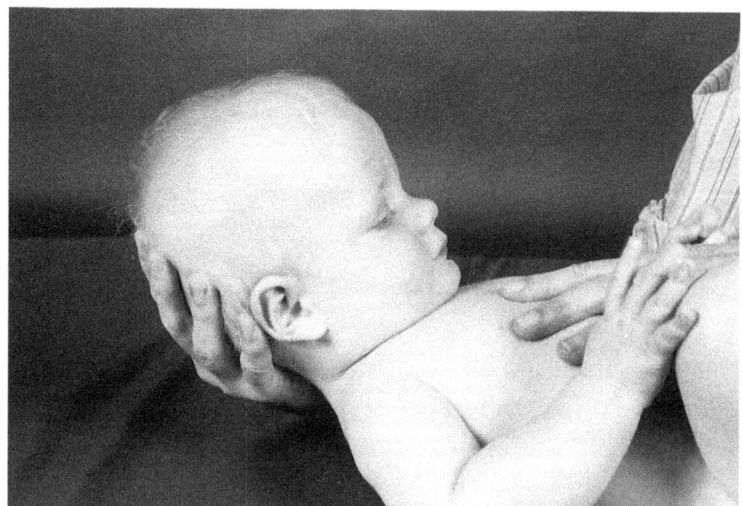

Figuur 4.14 Flexion of the head. ♂ Leeftijd 9 maanden; normaal (score 0).

2. Flexion of the trunk
Rompflexie (figuur 4.15).

uitgangshouding:	Het kind ligt in rugligging. Hoofd, armen en benen worden vrijgelaten.
uitvoering:	De romp wordt geflecteerd door het naar het hoofd brengen van de gebogen benen.
score:	De mate van weerstand tegen de flexie wordt beoordeeld en de curvatuur van de rug wordt geobserveerd.

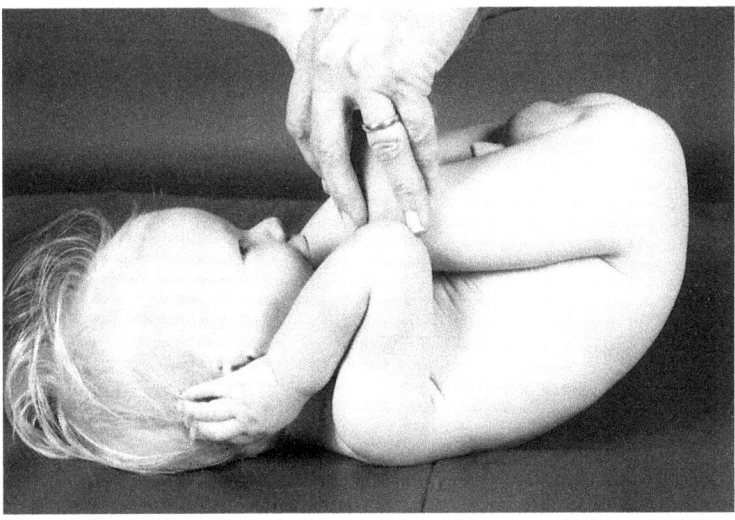

Figuur 4.15 Flexion of the trunk. ♂ Leeftijd 6 maanden; normaal (score 0).

3. Extension of the trunk
Rompextensie.

uitgangshouding:	Het kind wordt in zijligging neergelegd. Hoofd en armen worden vrijgelaten.
uitvoering:	De onderzoeker fixeert met één hand de romp in de zij en met de andere hand worden beide benen naar achteren gebracht met een passieve extensie van de rug.
score:	De mate van weerstand tegen de extensie en de curvatuur worden beoordeeld.

Neurological Examination: Tone (HYPERTONIA - HYPOTONIA)	AGE: 0 - 60 MONTHS
Standards: C. Amiel-Tison/A. Stewart	REVISED BY R. van EMPELEN/E. van PETEGEM-van BEEK

C. PASSIVE TONE at rest - HEAD AND TRUNK

1. FLEXION OF THE HEAD

	1-3	4-6	7-9	10-17	18-60
SCORE 2⁻	no resistance					
SCORE 1⁻	minimal resistance
SCORE 0	normal
SCORE 1⁺	tightening
SCORE 2⁺	ophisthotonus

SCORE 1-3 | SCORE 4-6 | SCORE 7-9 | SCORE 10-17 | SCORE 18-60

☐ ☐ ☐ ☐ ☐

2. FLEXION OF THE TRUNK

	1-3	4-6	7-9	10-17	18-60
SCORE 2⁻	no resistance
SCORE 1⁻	minimal resistance
SCORE 0	normal
SCORE 1⁺	tightening
SCORE 2⁺	ophisthotonus

☐ ☐ ☐ ☐ ☐

3. EXTENSION OF THE TRUNK

	1-3	4-6	7-9	10-17	18-60
SCORE 2⁻	no resistance
SCORE 1⁻	minimal resistance
SCORE 0	normal
SCORE 1⁺	tightening
SCORE 2⁺	fixed flexion

☐ ☐ ☐ ☐ ☐

HOGESCHOOL MIDDEN NEDERLAND / © FRAP*82, LINSCHOTEN   031192

Figuur 4.16

4 Tonusonderzoek van Amiel-Tison

Neurological Examination: Tone (HYPERTONIA - HYPOTONIA)
Standards: C. Amiel-Tison/A. Stewart

AGE: 0 - 60 MONTHS
REVISED BY R. VAN EMPELEN/E. VAN PETEGEM-VAN BEEK

PASSIVE TONE at rest - HEAD AND TRUNK

4. **LATERALFLEXION OF THE TRUNK**

	1-3	4-6	7-9	10-17	18-60
SCORE 2⁻			no resistance		
SCORE 1⁻			minimal resistance		
SCORE 0			normal		
SCORE 1⁺			tightening		
SCORE 2⁺			opisthotonus		

L + R					
INCURVATION LEFT					
INCURVATION RIGHT					

SCORE 1-3   SCORE 4-6   SCORE 7-9   SCORE 10-17   SCORE 18-60

HOGESCHOOL MIDDEN NEDERLAND / © FRAP®82, LINSCHOTEN

Figuur 4.17

4. Lateroflexion of the trunk
Romplateroflexie (figuur 4.18 en 4.19).

uitgangshouding:	Het kind ligt in rugligging. Hoofd en armen worden vrijgelaten.
uitvoering:	De onderzoeker plaatst één hand op de borst van het kind en brengt met de andere hand beide gestrekte benen zo ver mogelijk naar lateraal.
score:	De mate van weerstand en de zijwaartse curvatuur worden voor links en rechts apart beoordeeld.

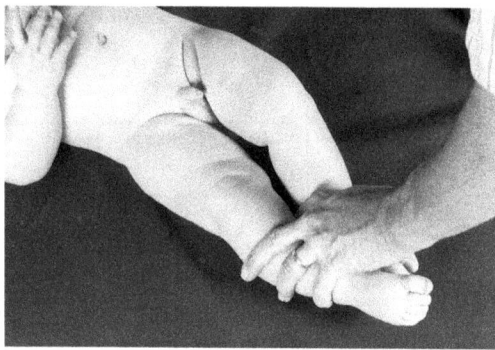 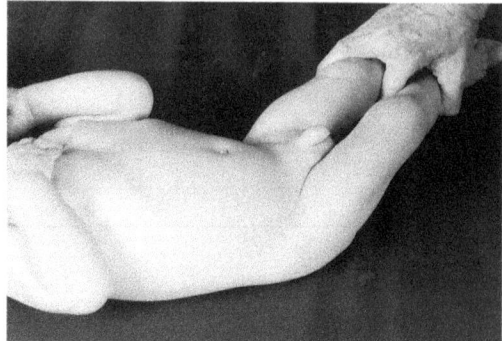

Figuur 4.18 en 4.19 Lateroflexion of the trunk. ♂ Leeftijd 9 maanden; rechts normaal (score 0).
Lateroflexion of the trunk. ♂ Leeftijd 9 maanden; links normaal (score 0).

D. ACTIEVE TONUS VAN HOOFD EN ROMP

1. Raise to sit manoeuvre
Nekflexoren (figuur 4.20).

uitgangshouding:	Het kind ligt in rugligging. De onderzoeker pakt het kind tot zes maanden bij de schouders, vanaf zes maanden bij de handen en polsen.
uitvoering:	Het kind wordt opgetrokken of trekt zichzelf op vanuit rugligging tot zittende positie.
score:	De mate van actieve nekflexie wordt beoordeeld en de manier waarop het hoofd actief wordt meegenomen.

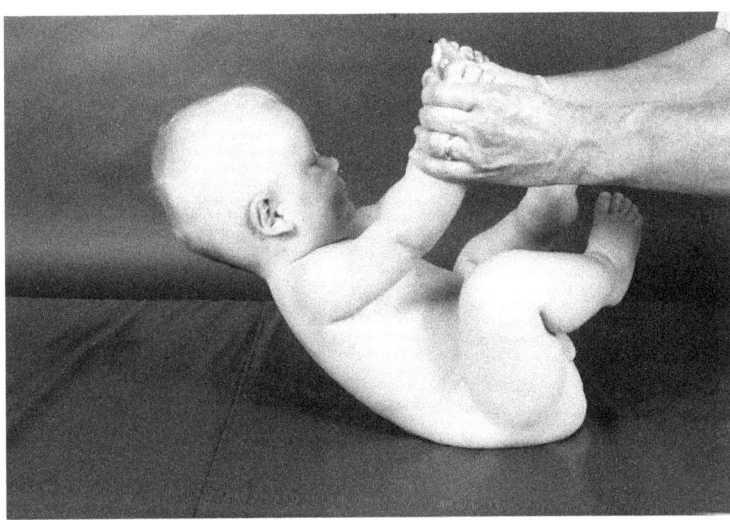

Figuur 4.20 Raise to sit manoeuvre (nekflexoren). ♂ Leeftijd 9 maanden; normaal (score 0).

2. Reverse manoeuvre
Nekextensoren (figuur 4.21).

uitgangshouding:	Vanuit zittende positie, met romp en hoofd in lichte flexie.
uitvoering:	Het kind wordt uitgelokt (verbaal of visueel) om het hoofd actief op te richten.
score:	De mate van actieve oprichting van het hoofd wordt beoordeeld, in combinatie met de hoofdhouding.

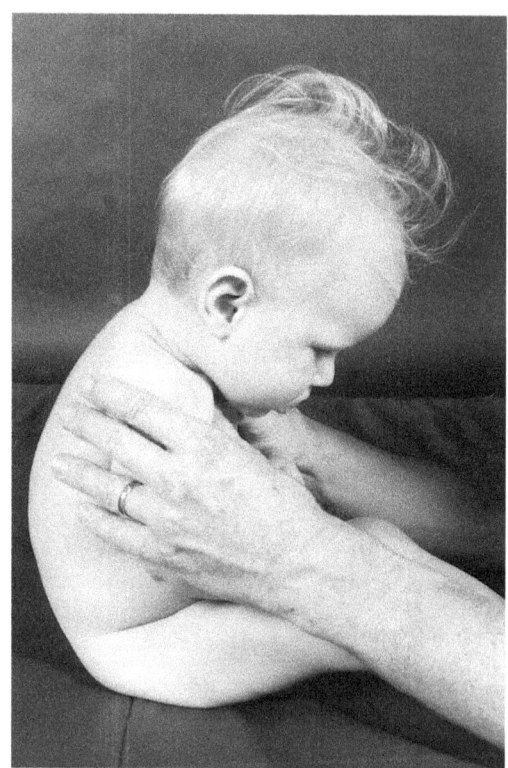

Figuur 4.21 *Reverse manoeuvre (nekextensoren). ♂ Leeftijd 6 maanden; minimal reaction (score 1–).*

4 Tonusonderzoek van Amiel-Tison

Neurological Examination: Tone (HYPERTONIA - HYPOTONIA)
Standards: C. Amiel-Tison/A. Stewart
AGE: 0 - 60 MONTHS
REVISED BY R. van Empelen/E. van Petegem-van Beek

D. ACTIVE TONE

1. RAISE TO SIT MANOEUVRE - neckflexors (supine → sit position)

	1-3	4-6	7-9	10-17	18-60
SCORE 2⁻	complete headlag				
SCORE 1⁻	head reacts after 45°				
SCORE 0	alignment head and trunk				
SCORE 1⁺	rocking motion of the head				
SCORE 2⁺	head fixed in extension				

SCORE 1-3 | SCORE 4-6 | SCORE 7-9 | SCORE 10-17 | SCORE 18-60

2. REVERSE MANOEUVRE - neckextensors (sit → supine)

	1-3	4-6	7-9	10-17	18-60
SCORE 2⁻	no reaction				
SCORE 1⁻	minimal reaction of the head				
SCORE 0	alignment head and trunk				
SCORE 1⁺	rocking motion of the head				
SCORE 2⁺	head fixed in extension				

3. HEAD CONTROL

	1-3	4-6	7-9	10-17	18-60
SCORE 2⁻	absent / hypotonia				
SCORE 0	absent	30 sec	normal	normal	normal
SCORE 2⁺	permanent hypertonicity				

4. SITS ALONE

	1-3	4-6	7-9	10-17	18-60
SCORE 2⁻	absent	absent	falls forwards (rag doll)		
SCORE 1⁻	absent	absent	decreased extension		
SCORE 0	absent	absent	> 30 sec	normal	
SCORE 1⁺	absent	absent	sacral sit		
SCORE 2⁺	absent	absent	falls backwards (excessive extension tone)		

HOGESCHOOL MIDDEN NEDERLAND / © FRAP*82, UNSCHOTEN   031192

Figuur 4.22

3. Head control
Hoofdbalans (figuur 4.23).

uitgangshouding:	Het kind wordt in zittende positie geplaatst, tot en met negen maanden gesteund aan de romp, daarna zo mogelijk zonder steun.
uitvoering:	De actieve hoofdcontrole van het kind wordt uitgelokt.
score:	De mate van hoofdbalans en de hoofdhouding ten opzichte van de romp worden beoordeeld.

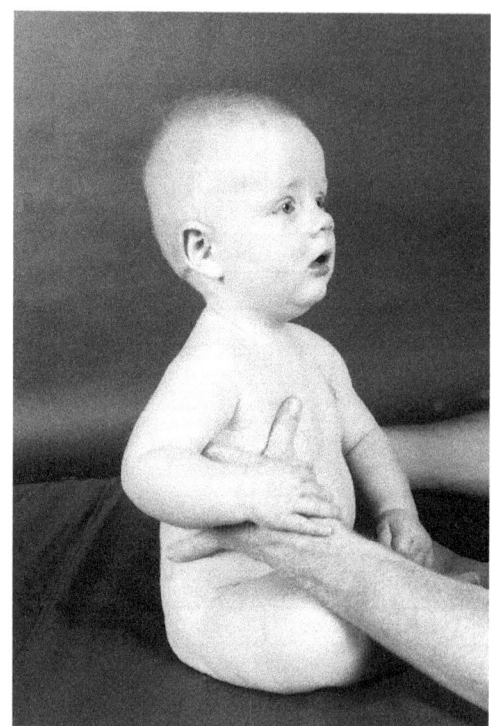

Figuur 4.23 Head control (hoofdbalans). ♂ Leeftijd 9 maanden; normaal (score 0).

4. Sits alone
Zitbalans (figuur 4.24).

uitgangshouding:	Het kind wordt tot zittende positie geholpen (op een vlakke ondergrond), met de heupen in abductie.
uitvoering:	De actieve controle over de zitbalans wordt beoordeeld.
score:	De mate van zitbalans en de wijze waarop de romp in balans kan worden gehouden worden gescoord.

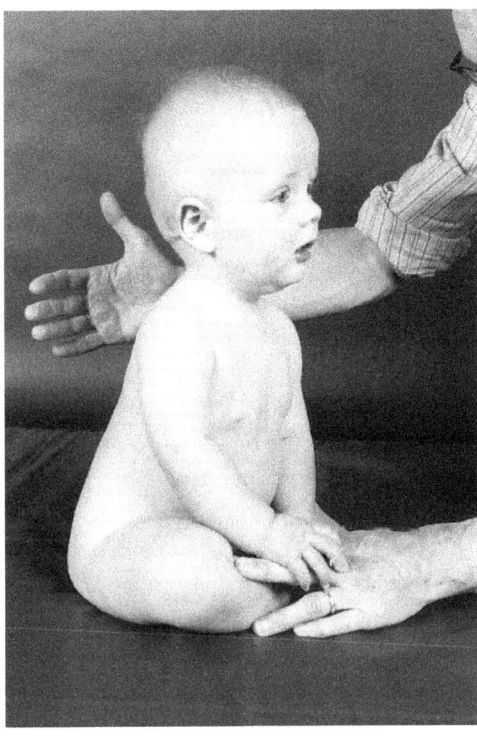

Figuur 4.24 Sits alone (zitbalans). ♂ Leeftijd 9 maanden; < 30 sec. + steunzoekend voor (score 1–).

4.3 Scoreformulier

Op het scoreformulier worden de naam en de geboortedatum van het kind vermeld en daarnaast de duur van de zwangerschap (*gestational age*). Bij een zwangerschapsduur korter dan 38 weken wordt de kalenderleeftijd gecorrigeerd voor het aantal te vroeg geboren weken onder de 40 weken (bijvoorbeeld bij een graviditeit van 35 weken worden vijf weken van de kalenderleeftijd afgetrokken). Deze correctie wordt gedurende de hele testleeftijd toegepast (*corrected age*).

De scores zijn vermeld voor verschillende leeftijdsgroepen:
- 1 t/m 3 maanden
- 4 t/m 6 maanden
- 7 t/m 9 maanden
- 10 t/m 17 maanden
- 18 t/m 60 maanden

Per kolom wordt de score vermeld van de verschillende items. Zowel het aantal graden als de score kan per vakje worden ingevuld. Het aantal graden per manoeuvre wordt geschat en vergeleken met de vermelde waarden van de verschillende leeftijden. Aangezien er niet op één graad nauwkeurig geschat kan worden, wordt het aantal graden afgerond op 5°. De grenzen van de verschillende waarden suggereren een overlap, bijvoorbeeld: score 0 van 40-80°, terwijl score 1+ van 30-40° loopt en 1– van 80-110°. Dit dient geïnterpreteerd te worden alsof op een graad nauwkeurig geschat kan worden: score 1+ loopt van 30-40°, score 0 van 41-80° en score 1– van 81-110°. (N.B. Dit is niet zodanig vermeld op het formulier omdat dit de schijn wekt alsof er op de graad nauwkeurig geschat kan worden.) Bij de beschreven weerstand die wordt gevoeld en de actieve tonus volstaat het vermelden van de score in het vakje van het betreffende item (zie figuur 4.25).

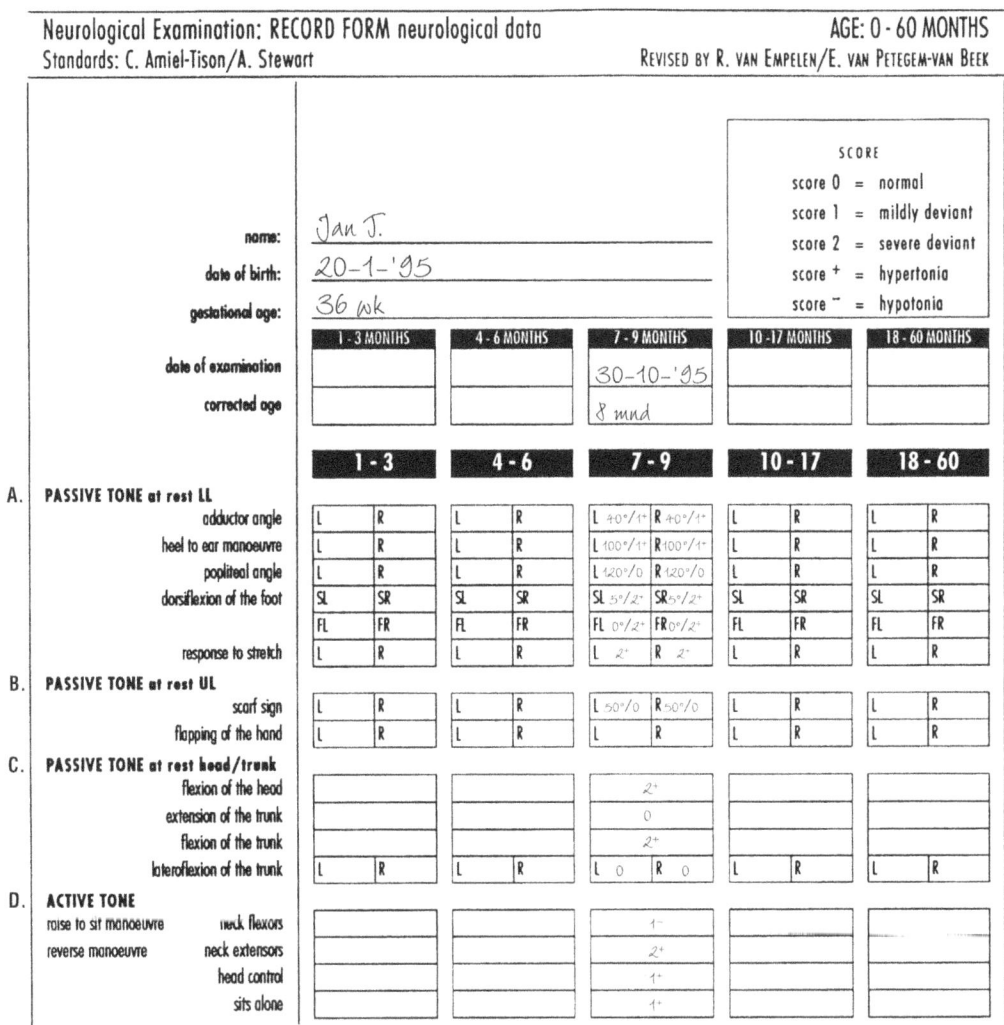

Figuur 4.25 Voorbeeld van een ingevuld scoreformulier.
Opmerking: gecorrigeerde leeftijd 9 maanden – 4 weken = 8 maanden.
Passieve tonus: Hypertonie benen distaal > proximaal (symmetrisch). Romp geeft vooral weerstand bij flexie (= extensietonus).
Actieve tonus: Hypotone nekflexoren, bij hypertone nekextensoren en rugextensoren (sacrale zit).
De hoofdcontrole in zit is nog onvoldoende met een gefixeerde nek.
Conclusie: Duidelijke aanwijzingen voor een tonusregulatiestoornis.

4.4 Interpretatie van het tonusonderzoek

De uitslag van het tonusonderzoek betreft de volgende onderdelen:
1 passieve tonus van de onderste extremiteiten;
2 passieve tonus van de bovenste extremiteiten;
3 passieve tonus van de romp en het hoofd;
4 actieve tonus van romp en hals- en nekmusculatuur.

Er kan een links-rechtsverschil worden aangetoond. Ook kan er verschil tussen proximaal en distaal en tussen de bovenste en onderste extremiteiten bestaan. Vooral een asymmetrische tonusverhoging kan duidelijk worden. Als er één keer een score 1 wordt gehaald, is dit te verwaarlozen; vaker een score 1 is afwijkend. Een score 2 is ernstig afwijkend en gaat gepaard met een bewegingsstoornis. Naast het tonusonderzoek wordt er bij het neurologisch onderzoek uiteraard ook naar andere elementen gekeken, zoals de posturale en peesreflexen en de mate van abnormale bewegingen aan bovenste en onderste extremiteiten.

4.5 Betrouwbaarheid van het tonusonderzoek

De betrouwbaarheid van het tonusonderzoek werd door Amiel-Tison maar beperkt onderzocht. Volgens haar gegevens waren de uitkomsten voor het *scarf sign* en de *dorsiflexion of the foot* goed, (resp. $r = 0,90$ en $0,80$) voor de *popliteal angle* acceptabel ($r = 0,73$) en voor het *heel to ear manoeuvre* en de *adductor angle* aanvankelijk slecht (resp. $r = 0,66$ en $r = 0,50$) (Amiel-Tison, 1986). Een later, op video vastgelegd onderzoek door een onderzoeker en vijf beoordelaars zou een bevredigend resultaat hebben laten zien, echter zonder vermelding van r-waarden (Amiel-Tison, 1986, 1989). Deze beperkte gegevens maakten het noodzakelijk een betrouwbaarheidsonderzoek uit te voeren gericht op de intra- en intertestbetrouwbaarheid van het bewerkte tonusonderzoek (zie hoofdstuk 6, Betrouwbaarheidsonderzoek van het bewerkte tonusonderzoek).

5 Fysiotherapie als hulpverlening aan kinderen

5.1 Diagnostiek en hulpverlening

Diagnostiek kan worden beschouwd als een eerste fase in het proces van hulpverlening (Grieks: diagnosis = onderscheiding). Doelstelling van de diagnostiek is: het beschrijven en analyseren van de probleemsituatie, met het oog op het opstellen van een plan voor de behandeling (Rispens, 1984). Dit maakt duidelijk dat de diagnostiek een belangrijk aspect is van de hulpverlening. Van een practicus wordt dan ook verwacht dat hij over voldoende kennis en vaardigheden beschikt om hiermee op een verantwoorde wijze te kunnen omgaan. Diagnostische informatie draagt bij tot het nemen van beslissingen; daarom moet die informatie van goede kwaliteit zijn. Om de kwaliteit van de diagnostiek te verhogen, probeert men deze te verwetenschappelijken. Wetenschap wordt primair gekenmerkt door het feit dat men gebruikmaakt van een bepaalde, te controleren werkwijze (Hofstee, 1980). Het gebruik van gekwalificeerde instrumenten past in deze verwetenschappelijking. Een onderzoeksmethode of -instrument moet aan bepaalde eisen voldoen om als wetenschappelijk verantwoord instrument te kunnen worden aanvaard. De uitslag van het onderzoek moet zo objectief en betrouwbaar mogelijk zijn. Belangrijke elementen hierin zijn standaardisatie, validiteit, betrouwbaarheid en praktische toepasbaarheid (de toetsing van het instrument is onder andere gericht op specificiteit en sensitiviteit).

Pas na een goede diagnostiek kan een gerichte hulpverlening (behandeling) plaatsvinden. Behandelen op grond van vage ideeën over de aard en de achtergrond van de probleemsituatie of stoornis geeft vaak onvoldoende resultaat.

Hulpverlening is afhankelijk van een juiste diagnose, waarin de probleemanalyse leidt tot een gericht behandelvoorstel. Diagnostiek is met andere woorden van cruciaal belang voor het nemen van beslissingen over therapiekeuzes en interventies.

5.2 Motorische diagnostiek

De systematische observatie van de motoriek is van betrekkelijk recente datum en kan als discipline gesitueerd worden tussen de sociale wetenschappen (psychologie, sociologie, pedagogiek) en de medische/paramedische wetenschappen (Wiegersma et al., 1985). Binnen de fysiotherapie zijn het vooral de kinderfysiotherapeuten die zich bezighouden met de ontwikkelingsaspecten van motoriek. De motorische diagnostiek speelt een belangrijke rol in de behandeling van kinderen met bewegingsstoornissen (Van Empelen, 1992).

Motorische diagnostiek richt zich in het algemeen op twee zaken, namelijk:
- vergelijking van de motorische prestatie van het betreffende kind met die van leeftijdgenoten (kwantiteit);
- onderzoek naar de manier van bewegen; in hoeverre dit normaal of afwijkend verloopt (kwaliteit) (Pijning, 1985; Wiegersma, 1980; Van Empelen, 1992).

Bij het onderzoek van een kind met een bewegingsstoornis wordt door de fysiotherapeut primair op stoornisniveau gekeken:
- waarom is deze motorische vaardigheid problematisch?
- waar of wat is het probleem?

Naast de observatie van de manier van bewegen in de zin van houdings- en bewegingspatronen, wordt het bewegen geanalyseerd aan de hand van de parameters die een rol spelen bij het bewegen, onder andere kracht, mobiliteit en spiertonus (Van Empelen, 1994). Onderzoek van deze parameters is gericht op het verklaren van de bewegingsstoornis. Bovendien wordt een uitgangssituatie vastgelegd van de stoornis die ten grondslag ligt aan de eventuele beperking (naar ICF-model van de WHO, 2002).
Bewegen kan vanuit verschillende invalshoeken worden bekeken. Het kan worden geanalyseerd als functie, waarbij de specifieke werking van een weefsel, orgaan, orgaanstelsel of meerdere orgaanstelsels samen onderzocht kan worden. Bewegen kan ook als vaardigheid worden gezien, als gedrag van een persoon, dat ontstaat bij het toepassen van een basisvaardigheid of van een bundeling van basisvaardigheden in de context van de fysieke, sociale en culturele omgeving (Heerkens et al., 1994).
Motorische diagnostiek is primair geïnteresseerd in de oorzaak van de bewegingsstoornis. Motorische observatie moet echter niet al-

leen kijken naar de elementen die ten grondslag liggen aan het bewegen (onder andere tonus, kracht en mobiliteit), maar ook tot welke beperking dit leidt in het dagelijks leven. Medici (en paramedici) lijken geneigd te zijn de 'stoornis-an-sich' als eerste in ogenschouw te nemen. Psychologen en pedagogen zijn meer georiënteerd op vragen die betrekking hebben op het ontwikkelingsperspectief van gehandicapte kinderen en het scheppen van zo gunstig mogelijke leef- en opvoedingssituaties (Vermeer, 1987). Het lijkt zinvol om via een integratief model de interdisciplinaire samenwerking die kenmerkend is voor hulpverlening bij de diagnostiek en het behandelen van kinderen met een cerebrale parese te versterken. Bovendien is het nuttig om in de verschillende opleidingen aandacht te besteden aan de elementen die een rol spelen bij een bewegingsstoornis. Binnen de kinderfysiotherapieopleiding wordt vanuit het besef van ontwikkeling anders gekeken naar bewegingsstoornissen bij kinderen, dan men gewend is te doen bij volwassen patiënten. De observatie van de motoriek door de kinderfysiotherapeut is dan ook niet alleen op de bewegingsstoornis gericht maar ook op de motorische ontwikkeling (Van Empelen, 1992). In deze observatie van de motoriek wordt rekening gehouden met de fase van de ontwikkeling waarin het kind zich bevindt. Ook wordt gekeken in hoeverre het kind in staat is in contact te treden met zijn omgeving. De bewegingsstoornis van het kind wordt zo vanuit een breder perspectief bekeken dan alleen op 'stoornisniveau'.

5.3 Hulpverlening als dialogisch proces

Gesteld kan worden dat de rol van de hulpverlener wordt bepaald door het gegeven dat hij in een situatie met een dialogisch karakter treedt (cliënt-hulpverlener). Binnen de pedagogiek als handelingswetenschap (Van Strien, 1975) wordt in de opvoedingssituatie uitgegaan van de dialoog. Er is een wederzijdse beïnvloeding van kind en opvoeder, met het doel het kind te helpen bij de ontwikkeling. Kenmerkend is dat we aan die ontwikkeling bepaalde kwaliteiten toekennen, zoals groei in zelfstandigheid, in rationaliteit, in het vermogen te oordelen, groei in vrijheid enzovoort (Langeveld, 1979). Ook bij de hulpverlening in de vorm van fysiotherapie (bijvoorbeeld aan een kind met spasticiteit dat behandeld wordt door een fysiotherapeut) is er sprake van een dialoog. De doelstelling kan zijn de vrijheid van handelen van het kind te vergroten. De wijze van benadering, de omgang met het kind is echter essentieel voor het bereiken van een optimaal resultaat. Het alleen technisch en biologisch benaderen van het probleem van de spasticiteit, zonder rekening te houden met het kind en zijn omgeving (omstandigheden), zal onvoldoende resultaat geven. Binnen de kinderfysiotherapeutische behandeling zal de fysiotherapeut een relatie met het kind moeten aangaan waarin het dialogische karakter tot uitdrukking komt. Kinderen met een motorische stoornis die zich uit in spasticiteit, reageren zeer sterk op de omgeving. De wijze van omgaan met het kind blijkt sterk van invloed op de mate van spasticiteit. Bij het ene kind speelt dit een grotere rol dan bij het andere kind, dus dit is individueel bepaald. In het dialogische proces moet rekening worden gehouden met het individuele karakter van ieder kind.

5.4 Doelstelling van de hulpverlening

Het kind met een tonusregulatiestoornis krijgt, afhankelijk van de stoornis, vroeg of laat te maken met veel medici: de huisarts, kinderarts, kinderneuroloog, orthopedisch chirurg, revalidatiearts en de tandarts. Ook de paramedici worden in een vroeg stadium ingeschakeld: de fysiotherapeut, logopedist en ergotherapeut kunnen betrokken worden in de behandeling van het kind. Het gevaar bestaat dat iedere discipline met eigen doelstellingen aan de gang gaat. Het kind is gedeeltelijk van de deskundigheid afhankelijk. Maar als deze deskundigheid niet in dienst staat van het kind, leidt dit tot een belangentegenstelling (Vermeer, 1987). Door overleg zal er een gemeenschappelijke doelstelling moeten worden nagestreefd, waarin recht wordt gedaan aan de mogelijkheden en beperkingen van het kind.

De algemene doelstelling van de hulp aan het kind moet zijn dat zijn ontwikkeling vanuit het gezichtspunt van zijn eigen mogelijkheden optimaal kan verlopen (Vermeer, 1987). Een lichamelijke beperking betekent een bedreiging van de totale ontwikkeling van het kind, van alle facetten van zijn mens-zijn (Klapwijk, 1979). Het meest op de voorgrond tredende ontwikkelingsprobleem van kinderen met een lichamelijke functiestoornis is, dat ze in hun bewegingsmogelijkheden beperkt zijn (Het 'weerbarstige lichaam', Mulderij en Bleeker, 1990).

Vermeer (1983) verwoordt dat de primaire 'vraag' van deze kinderen aan hun omgeving is: 'Help mij bij het (weer) leren bewegen, opdat ik contact kan maken met mijn omgeving en mij daardoor kan ontplooien.' Het is noodzakelijk dat alle gespecialiseerde hulpverleners vanuit een pedagogisch perspectief gezamenlijk werken aan het overeengekomen doel.

5.5 Functiegerichte kinderfysiotherapeutische behandeling

Bij de behandeling van een kind met spasticiteit dient de nadruk te liggen op het bewegen en de functionaliteit. Spasticiteit kan beïnvloed worden door behandelmethoden die bedoeld zijn om de abnormale bewegingspatronen te remmen en het normale bewegen te stimuleren (Bobath, Vojta, Kabat, enzovoort). Als de beïnvloeding van het spasme echter niet resulteert in een betere functie, zal er nauwelijks enig effect verwacht mogen worden van de tijdelijke vermindering van de tonus. Fysiotherapeutische behandeling zal zich dan ook vooral moeten toeleggen op een verbetering van de functie. Om de functieverbetering te bereiken, kan het nodig zijn om de voorwaarden voor verbetering van die functie te beïnvloeden. Opvallend in de behandeling van het jonge kind met een cerebrale parese is dat er nog veel sturing en beïnvloeding kan plaatsvinden van de voorwaarden, zolang het kind nog veel gehanteerd moet worden (in verband met verzorging). Zodra het kind echter 'losloopt' heb je nauwelijks meer grip op de manier van voortbewegen. De functie loslopen is bereikt en of dit nu op een spastische of normale wijze verloopt is voor het kind niet direct van belang. Het kind wil zo veel mogelijk op de dingen en mensen om hem heen afgaan en bekommert zich niet om de manier waarop dit gebeurt. De ouders en behandelaars maken zich echter zorgen over de wijze van lopen en vragen zich af hoe het in de toekomst zal gaan, bijvoorbeeld of het kind wel zal kunnen rennen, springen enzovoort. Het kind leeft echter in het nu.

5.6 Bewegen en lichaamservaringen

Het leren bewegen is een proces dat bij gezonde kinderen als vanzelf gaat. Bij kinderen met een motorische stoornis blijkt het geen vanzelfsprekende zaak dat ze alle motorische vaardigheden leren. Motorische beperkingen kunnen bovendien van een zodanige aard zijn dat het kind ook maar beperkt lichaamservaringen kan opdoen. Reijnders heeft er terecht op gewezen dat in de kinderrevalidatie veel aandacht wordt geschonken aan doelen van medisch-biologische aard, zoals bewegingsbeperkingen, contracturen en spasticiteiten (Reijnders, 1987). Het persoonlijk voelbare en beleefde lichaam raakt letterlijk ondergesneeuwd onder de vele behandelaars. Ook een kind met een motorische handicap heeft behoefte aan het opdoen van lichaamservaringen. Het opdoen van lichaamservaringen verloopt voor een belangrijk deel langs de weg van de waarnemingen, die gekoppeld zijn aan het bewegen en aan het voelen van het eigen lichaam (Mulderij en Bleeker, 1990).

De kinderfysiotherapie kan hier een belangrijke rol spelen. Door het bewegen doet het kind namelijk lichaamservaringen op die gekoppeld kunnen worden aan bewegingsvoorstellingen. De ervaring van het bewegen kan uitlokken tot opnieuw bewegen of juist niet meer bewegen. Dit proces wordt als het ware gestuurd door de opgedane lichaamservaringen. Vooral in de vroege jeugd levert de lichamelijk of bewegend opgedane ervaring een groot aandeel in de ontwikkeling (volgens de cognitietheorie van Neisser, 1977).

De kinderfysiotherapeut dient ernaar te streven het kind met een tonusregulatiestoornis zo veel mogelijk lichaamservaringen te laten opdoen. Soms ligt het accent op de voorwaardenscheppende mogelijkheden en wordt via een vorm van situatieve didactiek de situatie zodanig gecreëerd, dat het kind uitgenodigd wordt om te bewegen in die situatie.

Leist (1986) maakt duidelijk dat lichaamservaring steeds meer een pedagogische opgave behoort te zijn. Lichaamservaring speelt in het opvoedingsproces een voorname rol.

Uit het exploratieve onderzoek van Reijnders (1992) naar het handelen van de fysiotherapeut in de kinderrevalidatie blijkt echter dat de fysiotherapeut weinig rekening houdt met het opvoedingsproces. Reijnders noemt in zijn artikel 'Kinderfysiotherapie in pedagogisch perspectief' (1994) dat er nog veel werk moet worden verzet om samen met de therapeuten na te denken over de programma's die worden gehanteerd. Vooral in situaties waarin van pedagogisch verantwoord handelen wordt gesproken, zal men moeten kijken hoe dit gerealiseerd wordt.

5.7 Algemene beschouwing

Binnen de fysiotherapie bestaat de noodzaak om het effect van de gegeven behandeling te kunnen evalueren. Om effectstudies te kunnen opzetten, dienen er eerst instrumenten te worden gevonden die voldoende betrouwbaar kunnen meten wat de uitgangssituatie is en wat de verandering is na behandeling. Bij kinderen met een hersenbeschadiging wordt vaak een tonusregulatiestoornis geconstateerd. Deze stoornis, die zich kan uiten in spasticiteit, speelt een belangrijke rol in de manier van bewegen van het kind. De bewegingsstoornis van deze kinderen wordt gekenmerkt door karakteristieke houdings- en bewegingspatronen.

Naast het onderzoeken van de bewegingsstoornis dient de observatie van het bewegen ook gericht te zijn op het zogenoemde 'motorische gedrag': de betekenis van het bewegen in relatie met de omgeving. Bewegingsdiagnostiek en behandeling zullen weinig effectief zijn als er alleen sprake is van symptoomsignalering en symptoombehandeling. Binnen de kinderfysiotherapieopleiding wordt daarom niet alleen aandacht gegeven aan de specifieke elementen van het bewegen maar ook aan de betekenis van de motoriek. Vanuit de pedagogiek als opvoedingswetenschap wordt er ook naar de motoriek van kinderen gekeken. Het bewegende kind is object van studie in relatie tot opvoedkundige kenmerken. Leren bewegen speelt zich voor het kind af in een situatie waarin stimulans en begeleiding een belangrijke rol spelen. Ook bij het begeleiden en behandelen van kinderen met een bewegingsstoornis spelen opvoedkundige elementen een essentiële rol. Vandaar dat binnen de kinderfysiotherapieopleiding ook veel aandacht wordt geschonken aan psychologische en pedagogische vakken, om de kinderfysiotherapeut in staat te stellen het kind op een juiste wijze te benaderen.

Betrouwbaarheidsonderzoek van het bewerkte tonusonderzoek

6

6.1 Doel van het onderzoek

In 1992 en 1993 bewerkten Van Empelen en Van Petegem-Van Beek in nauw overleg met Amiel-Tison haar oorspronkelijke tonusonderzoek. Van mei 1994 tot en met juni 1995 heeft hierop een betrouwbaarheidsstudie plaatsgevonden. De vraagstelling voor dit onderzoek luidde: Wat is de intra- en interbeoordelaarsbetrouwbaarheid van het bewerkte tonusonderzoek van Amiel-Tison voor kinderen van 0 tot en met 5 jaar met een cerebrale parese? Het doel van het onderzoek was de intra- en interbeoordelaarsbetrouwbaarheid van het meetinstrument te onderzoeken bij de beschreven doelgroep. Aan de hand van een aantal vooraf opgestelde hypothesen werden de intra- en interbeoordelaarsbetrouwbaarheid onderzocht.

6.2 Hypothesen

Om het verband tussen twee reeksen numerieke gegevens te beschrijven, berekent men gewoonlijk een correlatiecoëfficiënt. Als men alleen de beschikking heeft over een rangordening (bijvoorbeeld score 1 t/m 5 van het tonusonderzoek), is een rangcorrelatiecoëfficiënt van Spearman een geschikte maat voor samenhang. De rangcorrelatiescore geeft aan in hoeverre twee rangordeningen overeenstemmen (Swanborn, 1991).
Hoewel in de gezondheidszorg al gewerkt wordt met correlatiecoëfficiënten van $r \geq 0{,}6$, is voor dit onderzoek het criterium voor betrouwbaarheid vastgesteld op $r \geq 0{,}8$ (correlatiecoëfficiënt), zoals algemeen aanvaard wordt in wetenschappelijk onderzoek (Swanborn, 1991).
Cohens kappa (kappa) is een overeenstemmingsmaat die wordt gebruikt om aan te geven in hoeverre twee beoordelaars of observatoren overeenstemmen in hun waarnemingen van dezelfde persoon (of personen) (Slotboom, 1991).

H 1	De intrabeoordelaarsbetrouwbaarheid van het bewerkte tonusonderzoek volgens Amiel-Tison heeft een mate van overeenstemming tussen het eerste en tweede onderzoek door dezelfde therapeut met een correlatiecoëfficiënt van $r \geq 0,8$.
H 0	De intrabeoordelaarsbetrouwbaarheid van het bewerkte tonusonderzoek volgens Amiel-Tison heeft een mate van overeenstemming tussen het eerste en tweede onderzoek door dezelfde therapeut met een correlatiecoëfficiënt van $r < 0,8$.
H 2	De mate van overeenstemming tussen het eerste en tweede tonusonderzoek door dezelfde therapeut (intrabeoordelaarsbetrouwbaarheid) heeft een kappascore van $\geq 0,6$.
H 0	De mate van overeenstemming tussen het eerste en tweede tonusonderzoek door dezelfde therapeut (intrabeoordelaarsbetrouwbaarheid) heeft een kappascore van $< 0,6$.
H 3	De interbeoordelaarsbetrouwbaarheid van het bewerkte tonusonderzoek volgens Amiel-Tison heeft een mate van overeenstemming tussen de onderzoekers met een correlatiecoëfficiënt van $r \geq 0,8$.
H 0	De interbeoordelaarsbetrouwbaarheid van het bewerkte tonusonderzoek volgens Amiel-Tison heeft een mate van overeenstemming tussen de onderzoekers met een correlatiecoëfficiënt van $r < 0,8$.
H 4	De mate van overeenstemming tussen de verschillende onderzoekers (interbeoordelaarsbetrouwbaarheid) heeft een kappascore van $\geq 0,6$.
H 0	De mate van overeenstemming tussen de verschillende onderzoekers (interbeoordelaarsbetrouwbaarheid) heeft een kappascore van $< 0,6$.

Een kappascore geeft een exactere maat van overeenstemming tussen de verschillende onderzoekers. Als de overeenstemming niet beter is dan men op grond van toeval zou verwachten, is de kappascore gelijk aan 0. Bij maximale overeenstemming is de score 1. Een kappascore van 0,4 is laag en een van $\geq 0,75$ is erg hoog, terwijl een kappascore van $\geq 0,6$ als voldoende wordt beschouwd (Fleiss, 1981).

6.3 Opzet van het onderzoek

Het onderzoek is een hypothesetoetsend onderzoek, gericht op de betrouwbaarheid van het bewerkte meetinstrument bij het meten van spiertonus bij kinderen. Omdat het tonusonderzoek vooral gebruikt wordt bij kinderen met een zogenaamde tonusregulatiestoornis, vaak ten gevolge van een cerebrale parese, hebben we bij dit betrouwbaarheidsonderzoek voor een dergelijke onderzoeksgroep gekozen op de afdeling kinderneurologie van ons ziekenhuis. Van september 1994 tot en met mei 1995 werd het betrouwbaarheidsonderzoek uitgevoerd met drie kinderfysiotherapeuten, die alle drie vertrouwd waren met het bewerkte tonusonderzoek van Amiel-Tison. Alle drie de kinderfysiotherapeuten werkten al enige jaren in het ziekenhuis en zijn opgeleid tot kinderfysiotherapeut via de opleiding Kinderfysiotherapie (Utrecht). De ervaring met het meetinstrument is ongeveer gelijk. Er was wel enig verschil in praktische ervaring in dit werkveld.

Bij dertien kinderen werd zowel de intra- als de interbeoordelaarsbetrouwbaarheid onderzocht van het tonusonderzoek bij kinderen met een cerebrale parese (spastische tetraplegie of diplegie).

De intra- en interbeoordelaarsbetrouwbaarheid werden onderzocht door middel van de samenhang in rangorde van scores (= correlatiecoëfficiënt) tussen de verschillende onderzoekers (= interbeoordelaarsbetrouwbaarheid). Ook is door middel van een correlatiecoëfficiënt (=intra-beoordelaars-betrouwbaarheid) de overeenstemming onderzocht tussen een eerste en tweede tonusonderzoek door dezelfde kinderfysiotherapeut.

Naast de mate van overeenstemming naar rangorde werd er een Cohens kappascore voor intra- en interbeoordelaarsbetrouwbaarheid berekend van de verschillende onderdelen van het tonusonderzoek.

Als criteria voor deelname werd gekozen voor kinderen opgenomen op de afdeling kinderneurologie tussen september 1994 en mei 1995 met een duidelijke tonusregulatiestoornis op basis van een cerebrale parese. De kinderen moesten minimaal veertien dagen opgenomen blijven. Na een korte try-out, waarbij met drie kinderfysiotherapeuten tegelijkertijd werd gescoord bij drie kinderen, is er een precieze afspraak gemaakt over de toepassing van het bewerkte tonusonderzoek. Van ieder kind dat in aanmerking kwam, werd aan de ouders toestemming gevraagd voor deelname aan dit onderzoek. Alle ouders gaven toestemming voor dit niet-belastende onderzoek. Het uiteindelijke onderzochte aantal kinderen werd dertien. Deze kinderen waren in bovengenoemde periode lang genoeg opgenomen voor dit onderzoek. Zij waren kenmerkend voor kinderen met een hersenbeschadiging (cerebrale parese). Bij alle kinderen werd door de kinderneuroloog de diagnose cerebrale parese gesteld (zie tabel 6.1).

6.4 De methode van dataverzameling

Als instrument werd de bewerkte methode van het tonusonderzoek van Amiel-Tison gebruikt (Van Empelen, 1994). De items van dit meetinstrument zijn beschreven in paragraaf 4.2.

Nadat door de kinderneuroloog de diagnose cerebrale parese was gesteld en werd aangegeven dat de kinderen lang genoeg zouden blijven, werd aan de ouders toestemming gevraagd voor het tonusonderzoek. Na hun toestemming werden de kinderen bij de drie kinderfysiotherapeuten ingepland op opeenvolgende dagen, en minstens drie dagen later nog een tweede keer op opeenvolgende dagen.

Bij het onderzoek van de kinderen werden de volgende afspraken gemaakt:
- de therapeut houdt zich strikt aan de beschrijving van de items van het bewerkte tonusonderzoek en de voorwaarden voor het tonusonderzoek;
- de kinderen worden op een vast tijdstip van de dag onderzocht, tussen twee voedingen in;
- ieder tonusonderzoek vindt plaats op de mat in de fysiotherapieruimte, onder dezelfde omstandigheden: licht aan, temperatuur 22-24 °C, met de warmtelamp indirect gericht op de mat;
- de scores worden direct aansluitend aan het onderzoek genoteerd en later niet meer ingezien;
- de geschatte hoeken worden genoteerd op 5 graden afgerond;
- de overige items worden met een score 2+, 1+, 0, 1-, 2- genoteerd;
- alle drie de therapeuten hebben een eigen nummer: therapeut 1, therapeut 2 en therapeut 3;
- de kinderen worden genummerd op volgorde van binnenkomst.

Van de dertien onderzochte kinderen waren er tien à terme geboren (zwangerschapsduur 38-42 weken). De overige drie kinderen waren te vroeg geboren (< 38 weken). De gemiddelde leeftijd van de onderzochte kinderen is 19 maanden, range 2-63 maanden.

6.5 Verwerking van gegevens

Voor de toetsing van de hypothesen werden de ruwe data van alle items van de tonusmeting door de kinderfysiotherapeuten ingevoerd in een SPSS/PC+-programma, gecodeerd per therapeut. Dit programma is geschikt voor berekening van de correlatiecoëfficiënten en Cohens kappascores. Om de intra- en interbeoordelaarsbetrouwbaarheid te berekenen, werden alle gegevens van de dertien kinderen per testitem ingevoerd voor alle zes de scores. Omdat negen items links en rechts apart gescoord worden, zijn er in totaal 25 items.
Allereerst werd via de rangcorrelatiecoëfficiënt van Spearman de intrabeoordelaarsbetrouwbaarheid berekend van de 25 items die op een vijfpuntsschaal gescoord worden (score 2+, 1+, 0, 1-, 2-). De intrabeoordelaarsbetrouwbaarheid geeft een score per therapeut per item, als mate van overeenstemming tussen de twee meetmomenten

Tabel 6.1	Patiëntenoverzicht Betrouwbaarheidsonderzoek van de tonusmeting van kinderen 0 t/m 5 jaar.		
nummer	geslacht	diagnose	leeftijd in maanden
1	♀	tetraplegie	3
2	♂	diplegie	33
3	♂	tetraplegie/epilepsie	63
4	♂	diplegie	42
5	♂	tetraplegie	8
6	♂	tetraplegie	8
7	♀	diplegie (distaal)/epilepsie	6
8	♂	tetraplegie/epilepsie	11
9	♂	tetraplegie/epilepsie	2
10	♂	tetraplegie/epilepsie	6
11	♀	tetraplegie/epilepsie	2
12	♂	tetraplegie	3
13	♂	diplegie	58

Tabel 6.2 Leeftijdverdeling.						
leeftijd in maanden	0 t/m 3	4 t/m 6	7 t/m 9	10 t/m 17	18 t/m 66	totaal
jongens	2	1	2	1	4	10
meisjes	2	1	0	0	0	3
totaal	4	2	2	1	4	13

bij alle kinderen. Daarna is er een gemiddelde uitgerekend met het 95% betrouwbaarheidsinterval voor de onderdelen: *lower limbs, upper limbs, head and trunk* en *active tone* (tabel 6.3).

Vervolgens is voor alle 25 items een Cohens kappascore per item berekend voor de intrabeoordelaarsbetrouwbaarheid. Ook is er per onderdeel een gemiddelde kappascore met een 95% betrouwbaarheidsinterval berekend per therapeut (tabel 6.4).

Er is gekeken naar de overeenstemming tussen de twee scores van de drie therapeuten op ieder item van het tonusonderzoek, waardoor een gewogen gemiddelde Spearman-rangcorrelatie voor interbeoordelaarsbetrouwbaarheid per item kon worden uitgerekend. Daarna is een gemiddelde score met 95% betrouwbaarheidsinterval uitgerekend voor de Spearman- en kappascore (tabel 6.5).

Omdat de twaalf items met geschatte hoeken volgens eerdere studies een exactere interpretatie geven, werd voor deze twaalf items een aparte tabel gemaakt met een Spearman-rangcorrelatie, uitgerekend per therapeut per item (tabel 6.6). Voor de twaalf items met geschatte hoeken is een gemiddelde voor alle mogelijke Spearman-rangcorrelaties tussen de zes beoordelingen berekend, met een 95% betrouwbaarheidsinterval (tabel 6.6).

6.6 Resultaten

Tabel 6.3 Gemiddelde intrabeoordelaarsbetrouwbaarheid via de Spearman-rangcorrelatiecoëfficiënt per therapeut per onderdeel voor de 25 items, met de linker en rechter grenswaarde (95% betrouwbaarheidsinterval) (n = 13).

	Th 1	Th 2	Th 3
lower limbs	0,87 (0,715-0,956)	0,87 (0,692-0,951)	0,87 (0,728-0,945)
upper limbs	0,85 (0,638-1)	0,78 (0,579-0,936)	0,54 (0,245-0,746)
head and trunk	0,89 (0,744-1)	0,70 (0,434-0,904)	0,62 (0,385-0,810)
active tone	0,96 (0,859-0,994)	0,89 (0,678-0,982)	0,79 (0,424-0,918)

Tabel 6.4 Gemiddelde intrabeoordelaarsbetrouwbaarheid via Cohens kappascore per therapeut per onderdeel voor de 25 items, met de linker en rechter grenswaarde (95% betrouwbaarheidsinterval) (n = 13).

	Th 1	Th 2	Th 3
lower limbs	0,73 (0,515-0,855)	0,66 (0,413-0,839)	0,72 (0,508-0,848)
upper limbs	0,79 (0,383-1)	0,61 (0,285-0,825)	0,33 (0,043-0,509)
head and trunk	0,88 (0,647-1)	0,62 (0,221-0,824)	0,53 (0,221-0,752)
active tone	0,83 (0,682-0,958)	0,79 (0,642-0,913)	0,65 (0,439-0,868)

Tabel 6.5 Gemiddelde interbeoordelaarsbetrouwbaarheid via de Spearman-rangcorrelatie en de kappascore met de grenswaarde (95% betrouwbaarheidsinterval).

	gemiddelde Spearman	gemiddelde Kappa
lower limbs	0,82 (0,672-0,908)	0,60 (0,447-0,731)
upper limbs	0,69 (0,534-0,784)	0,49 (0,342-0,632)
head and trunk	0,60 (0,419-0,766)	0,48 (0,257-0,680)
active tone	0,74 (0,505-0,890)	0,67 (0,566-0,802)

Uit tabel 6.3 blijkt dat de intrabeoordelaarsbetrouwbaarheid per therapeut verschilt voor de verschillende rubrieken, behalve voor de *lower limbs*. Therapeut 1 haalt voor alle onderdelen een gemiddelde Spearman-rangcorrelatiescore boven de 0,80. Therapeut 2 en 3 halen voor respectievelijk twee onderdelen en één onderdeel een score boven de 0,80.

Uit tabel 6.4 blijkt dat de gemiddelde kappascore voor de intrabeoordelaarsbetrouwbaarheid voor therapeut 1 en 2 voor alle onderdelen boven de 0,60 ligt, terwijl therapeut 3 maar bij twee van de onderdelen een score boven de 0,60 haalt.

Uit tabel 6.5 blijkt dat de interbeoordelaarsbetrouwbaarheid bij de drie therapeuten voor twee onderdelen, lower limbs en active tone, beduidend hoger ligt dan voor de upper limbs en head and trunk.

Tabel 6.6	Intra- en interbeoordelaarsbetrouwbaarheidsscores via de Spearman-rangcorrelatiecoëfficiënt voor de twaalf items met geschatte hoeken (n = 13).			
	intrabeoordelaarsbetrouwbaarheid			interbeoordelaarsbetrouwbaarheid
	Th 1	Th 2	Th 3	gemiddelde Spearman/CI*
Adductor Angle				
AA Links	,95	,88	,86	0,87 (0,691-0,937)
AA Rechts	,87	,91	,81	0,81 (0,591-0,902)
Heel to Ear manoeuvre				
H t E links	,70	,93	,86	0,74 (0,490-0,859)
H t E rechts	,67	,93	,84	0,71 (0,436-0,835)
Popliteal Angle				
PA links	,95	,72	,89	0,77 (0,494-0,904)
PA rechts	,85	,71	,88	0,74 (0,445-0,892)
dorsiflexion/slow				
Ds links	,92	,90	,90	0,90 (0,715-0,957)
Ds rechts	,84	,84	,99	0,87 (0,655-0,953)
dorsiflexion/fast				
Df links	,95	,96	,84	0,87 (0,692-0,943)
Df rechts	,90	,91	,88	0,87 (0,635-0,959)
Scarf sign				
Sc links	,90	,71	,78	0,78 (0,548-0,897)
Sc rechts	,88	,95	,83	0,82 (0,606-0,924)
totaal gemiddeld	0,865	0,863	0,864	0,813

* CI = Confidentie Interval = 95% betrouwbaarheidsinterval.

Uit tabel 6.6 blijkt dat de gemiddelde totaalscore voor intrabeoordelaarsbetrouwbaarheid op de genoemde items boven de 0,80 ligt. Per therapeut zijn er wel verschillen per item te constateren. De interbeoordelaarsbetrouwbaarheid ligt voor het *heel to ear manoeuvre* links en rechts, de *popliteal angle* links en rechts en het *scarf sign* links gemiddeld onder de 0,80. De overige items scoren gemiddeld boven de 0,80.

Als resultaat en conclusie kan gesteld worden dat het bewerkte tonusonderzoek van Amiel-Tison als geheel nog niet volledig betrouwbaar is, maar dat het merendeel van de items afzonderlijk wel een score haalt die als betrouwbaar kan worden beschouwd. Vooral de items die met hoeken geschat worden, scoren voldoende op intra- en interbeoordelaarsbetrouwbaarheid.

6.7 Conclusies

De hypothesen die aan de hand van een probleemstelling geformuleerd zijn, kunnen nu beantwoord worden.

De gevonden waarden zijn afgerond om een vergelijking mogelijk te maken met de hypothesen: 0,75-0,79 werd afgerond tot 0,80; 0,55-0,59 werd afgerond tot 0,60. Onder 0,75 en 0,55 werd naar beneden afgerond.

HYPOTHESE 1
De intrabeoordelaarsbetrouwbaarheid van het bewerkte tonusonderzoek volgens Amiel-Tison heeft een mate van overeenstemming tussen het eerste en tweede onderzoek door dezelfde therapeut met een correlatiecoëfficiënt van $r \geq 0,8$.

Lower limbs: De gemiddelde afgeronde intrabeoordelaarsbetrouwbaarheidsscores voor alle items zijn $\geq 0,8$. *Upper limbs*: De gemiddelde afgeronde intrabeoordelaarsbetrouwbaarheidsscores voor drie van de vier items zijn $\geq 0,8$. Het item *scarf sign* links is duidelijk $< 0,8$. Er is een duidelijk verschil tussen de drie therapeuten: twee therapeuten scoren $\geq 0,8$ en één therapeut scoort $< 0,8$. *Head and trunk*: Drie items scoren $\geq 0,8$. De twee items voor *lateroflexion* scoren $< 0,8$. Opnieuw is er een duidelijk verschil tussen de therapeuten onderling; vooral therapeut 3 scoort $< 0,8$. *Active tone*: De gemiddelde afgeronde intrabeoordelaarsbetrouwbaarheidsscores voor alle items zijn $\geq 0,8$.

Conclusie

H 1 mag niet volledig aanvaard worden voor het hele tonusonderzoek. Vooral het *scarf sign* links en *lateroflexion* links en rechts zijn minder betrouwbaar. Hiervoor moeten we dus H 0 aanvaarden. Van de 25 items van het bewerkte tonusonderzoek scoren gemiddeld drie items < 0,8. De overige 22 items scoren gemiddeld > 0,8. Per therapeut is er echter nog wel een verschil per itemscore.

HYPOTHESE 2

De mate van overeenstemming tussen het eerste en tweede tonusonderzoek door dezelfde therapeut (intrabeoordelaarsbetrouwbaarheid) heeft een kappascore van ≥ 0,6.

Lower limbs: De gemiddelde afgeronde intrabeoordelaarsbetrouwbaarheidsscores zijn voor alle items ≥ 0,6, behalve voor het item *heel to ear manoeuvre* rechts. *Upper limbs*: De gemiddelde afgeronde intrabeoordelaarsbetrouwbaarheidsscores zijn voor drie items ≥ 0,6. Alleen het item *scarf sign* links is < 0,6. Opnieuw zien we het verschil tussen de drie therapeuten: vooral therapeut 3 scoort duidelijk ver beneden 0,6. *Head and trunk*: De gemiddelde afgeronde scores voor de intrabeoordelaarsbetrouwbaarheid voor *lateroflexion* links en rechts is < 0,6. De andere drie items zijn ≥ 0,6. *Active tone*: De gemiddelde afgeronde intrabeoordelaarsbetrouwbaarheidsscores zijn voor alle items ≥ 0,6.

Conclusie

Hypothese 2 mag niet volledig aanvaard worden voor het hele tonusonderzoek. Vooral de *heel to ear manoeuvre* rechts, het *scarf sign* links en de *lateroflexion* links en rechts zijn minder betrouwbaar en hiervoor moeten we H 0 aanvaarden. Van de 25 items van het bewerkte tonusonderzoek scoren vier items gemiddeld < 0,6. De overige 21 items scoren gemiddeld ≥ 0,6. Opnieuw zien we het duidelijke verschil per therapeut.

HYPOTHESE 3

De interbeoordelaarsbetrouwbaarheid van het bewerkte tonusonderzoek volgens Amiel-Tison heeft een mate van overeenstemming tussen de onderzoekers met een correlatiecoëfficiënt van $r \geq 0,8$.

Lower limbs: De gemiddelde interbeoordelaarsbetrouwbaarheidsscore voor het *heel to ear manoeuvre* links en rechts is < 0,8. De overige items zijn afgerond ≥ 0,8. De gemiddelde score is ≥ 0,8. *Upper limbs*: De gemiddelde interbeoordelaarsbetrouwbaarheidsscore voor het *scarf sign* is links en rechts < 0,8. De scores voor *flapping of the hands* ≥ 0,8. De gemiddelde score is < 0,8. *Head and trunk*: vier van de vijf items scoren < 0,8. De gemiddelde score is < 0,8. *Active tone*: De *neck extension* scoort < 0,8. De overige items scoren ≥ 0,8. De gemiddelde score is 0,8.

Conclusie
Hypothese 3 mag niet aanvaard worden voor het hele tonusonderzoek. Vooral het *heel to ear manoeuvre* links en rechts, het *scarf sign* links en rechts, de *flexion of the head*, *flexion of the trunk*, *lateroflexion* links en rechts en de *neck extension* van de *active tone* zijn minder betrouwbaar: we moeten H 0 aanvaarden.

HYPOTHESE 4
De mate van overeenstemming tussen de verschillende onderzoekers (interbeoordelaarsbetrouwbaarheid) heeft een kappascore van ≥ 0,6.

Lower limbs: De scores voor het *heel to ear manoeuvre* links en rechts en *dorsiflexion/fast of the foot* rechts zijn < 0,6. De overige negen items zijn afgerond ≥ 0,6. *Upper limbs*: De scores voor het *scarf sign* zijn links en rechts < 0,6. *Flapping of the hands* is ≥ 0,6. *Head and trunk*: De scores voor *lateroflexion* links en rechts zijn < 0,6. De andere drie items scoren afgerond ≥ 0,6. *Active tone*: Alle items scoren ≥ 0,6.

Conclusie
Hypothese 4 mag niet aanvaard worden voor het hele tonusonderzoek. In totaal scoren zes van de 25 items < 0,6. Vooral voor het *heel to ear manoeuvre* links en rechts, *dorsiflexion/fast* rechts, *scarf sign* links en rechts en *lateroflexion* links en rechts moeten we H 0 aanvaarden. De scores voor de twaalf items met geschatte hoeken, zoals weergegeven in tabel 6.6, geven alle een gemiddeld goede score voor intrabeoordelaarsbetrouwbaarheid (≥ 0,8). Voor de interbeoordelaarsbetrouwbaarheid zijn het *heel to ear manoeuvre* links en rechts en de *popliteal angle* rechts minder betrouwbaar (< 0,8). De overige items scoren wel ≥ 0,8.

Als algemene conclusie kan worden gesteld, dat het bewerkte tonusonderzoek van Amiel-Tison nog niet geheel voldoet aan de van tevoren opgestelde criteria voor intra- en interbeoordelaarsbetrouwbaarheid.
Omdat de meeste items wel aan de criteria voor betrouwbaarheid voldoen, is het mogelijk een belangrijk deel van dit tonusonderzoek

te blijven gebruiken. Om de tonus van de verschillende delen van het lichaam te kunnen meten zijn er voldoende items beschikbaar die als betrouwbaar kunnen worden beschouwd. Vooral de betrouwbaarheidsscores voor de twaalf items met geschatte hoeken ($r \geq 0,8$) bieden een goede mogelijkheid om deze onderdelen van het tonusonderzoek verder te gaan gebruiken.

Er zal nader onderzoek moeten plaatsvinden naar de mogelijkheden om ook de overige items betrouwbaarder te maken, of een nadere training te geven die zorgt voor meer gelijkheid in beoordeling door verschillende therapeuten. Verder zal onderzoek gestart moeten worden naar de validiteit van het tonusonderzoek.

Literatuur

Allison SC, Abraham LD, Petersen CL. Reliability of the modified Ashworth scale in the assessment of plantarflexor muscle spasticity in patients with traumatic brain injury. Int J Rehabil Research 1996;19:67-78.

Amiel-Tison C, Grenier A. Neurological assessment during the first year of life. Oxford: Oxford University Press, 1986.

Amiel-Tison C, Stewart A. Follow-up studies during the first five years of life: a pervasive assessment of neurological function. Arch Dis Child 1989;64:496-502.

Amiel-Tison C. Update of the Amiel-Tison neurologic assessment for the term neonate or at 40 weeks corrected age. Pediatr Neurol 2002;27(3):196-212. Review.

Ashby P, Mailis A, Hunter J. The evaluation of 'spasticity'. Canad J Neurol Sci 1987; 14:497-500.

Ashworth B. Preliminary trial of carisprodol in multiple sclerosis. Practitioner 1964;192:540-2.

Barolat-Romana G, Davis R. Neurophysiological mechanisms in abnormal reflex activities in cerebral palsy and spinal spasticity. J Neurol Neurosurg & Psych 1980;43:333-43.

Basmajian JV, Luca de C. Muscles alive: their functions revealed by electromyography, 5th ed. Baltimore: Williams & Wilkins, 1985.

Bax M, Goldstein M, Rosenbaum P, et al. Executive Committee for the Definition of Cerebral Palsy. Proposed definition and classification of cerebral palsy. Dev Med Child Neurol. 2005;47(Apr):571-6.

Becher JGSJSM. Motoriek en contracturen bij cerebrale parese. In: Basiscursus Revalidatie, Diagnostiek en behandeling van het cerebrovasculair accident. Amsterdam: Post Academisch Onderwijs Geneeskunde, 1991. pp. 36-46.

Bleck E. Current concept review. Management of the lower extremities in children who have cerebral palsy. J Bone Joint Surg 1990;72:1,140-4.

Bobath B. Abnormal postural reflex activity caused by brain lesions, 3rd ed. William Heinemann Med. Books Limited, 1985.

Bodin PG, Morris ME. Inter-rater reliability of the modified Ashworth scale for wrist flexors spasticity following stroke. World Federation of Physiotherapy 11th Congress 1991. p. 505-507.

Bohannon RW, Smith MB. Interrater reliability of a modified Ashworth scale of muscle spasticity. Phys Ther 1987;67:206-7.

Boyd RN, Graham HK. Objective measurement of clinical findings in the use of botulinum toxin type A for the management of children with cerebral palsy. Eur J Neurol 1999;6(suppl. 4):S23-S35.

Brashear A et al. Inter- and intrarater reliability of the Ashworth Scale and the Disability Assessment Scale in patients with upper-limb poststroke spasticity. Arch Phys Med Rehabil 2002;83(10):1349-54.

Brett EM, Paediatric neurology. New York: Churchill Livingstone, 1991.

Brooks VB. The neural basis of motor control. Oxford: Oxford University Press, 1986.

Brown P. Pathophysiology of spasticity. J Neurol Neurosurg & Psych 1994;57: 773-7.

Burke D. Spasticity as an adaptation to pyramidal tract injury. In: Waxman SG (ed.). Annuals in Neurology 47: Functional recovery in neurological disease. New York: Raven Press, 1988. pp. 401-23.

Burridge JH, Wood DE, Hermens HJ, Voerman GE, Johnson GR, Wijck F van, et al. Theoretical and methodological considerations in the measurement of spasticity. Disabil Rehabil 2005;27(1/2):69-80.

Campbell SK. Pediatric neurologic physical therapy, 2nd ed. New York: Churchill Livingstone, 1991.

Carew TJ. Posture and locomotion. In: Kandel ER, Schwartz JH (eds.). Principles of neural science. Amsterdam/New York: Elsevier, 1985. pp. 478-86.

Carey JR, Burghardt TP. Movement dysfunction following central nervous system lesions: A problem of neurologic or muscular impairment. Phys Ther 1993;73: 538-47.

Castle ME, Reyman TA, Schneider M. Pathology of spastic muscle in cerebral palsy. Clin Orth Rel Res 1979;42:223-33.

Chapman CE, Wiesendanger M. The physiological and anatomical basis of spasticity: A review. Physiotherapy Canad, 1982;34:125-36.

Cherry DB. Review of physical therapy alternatives for reducing muscles contractures. Phys Ther 1980;60:877-81.

Dattola R, Girlanda P, Vita G, et al. Muscle rearrangement in patients with hemiparesis after stroke: an electrophysiological and morphological study. Eur Neurol 1993;33:109-14.

Delwaide PJ, Young RR. Clinical neurophysiology in spasticity. Preface. Amsterdam/New York: Elsevier, 1985.

Deschenes G, Gosselin J, Ciouture M, Lachance C. Interobserver reliability of the Amiel-Tison neurological assessment at term. Pediatr Neurol 2004;30(3):190-4.

Donkelaar HJ. Functionele neuro-anatomie van 'tonus'-regulerende systemen. Verslag van het 15e najaarssymposium. Nijmegen: Ned Ver voor Kinderneurologie, 1988.

Dubowitz V, Dubowitz L. Neurological assessment of the preterm and fullterm newborn infant. Clinics in Developmental Medicine 79. London: Heinemann, 1981.

Eliasson AC, Krumlinde-Sundholm L, Rosblad B, Beckung E, Arner M, Ohrvall AM, Rosenbaum P. The Manual Ability Classification System (MACS) for children with cerebral palsy: scale development and evidence of validity and reliability. Dev Med Child Neurol. 2006;48(7):549-54.

Empelen R van. Meetmethoden gericht op de kwaliteit van de motoriek van kinderen. Ned Tijdschr Fysiotherapie 1992;102:184-8.

Empelen R van, Petegem-van Beek E van. Kinderfysiotherapeutisch onderzoek 0-18 maanden. (2e ed.). Utrecht: Hogeschool Midden Nederland, 1992.

Empelen R van, Schoenmakers MAGC, Net J van der, Helders PJM. Tonusonderzoek bij kinderen. Objectivering door gebruik van een meetinstrument. Fysiopraxis 1994;3:20-3.

Empelen R van, Kruitwagen CLJJ, Engelbert RHH, Custers JHW, Helders PJM, Vermeer A. Tonusonderzoek van Amiel-Tison voor kinderen van 0-5 jaar. Een betrouwbaarheidsonderzoek. Ned Tijdschr Fysiother 1997;107:65-9.

Empelen R van, Nijhuis van der Sanden R, Hartman A. (red.). Kinderfysiotherapie, 2e druk. Maarssen, Reed-Elsevier Gezondheidszorg, 2006.

Fleiss JL. Statistical methods for rates and proportions (2nd ed.). New York: John Wiley and Sons, 1988.

Fokker M. Betrouwbaarheidsonderzoek van het neurologisch onderzoek van Amiel-Tison, Utrecht: Hogeschool Midden Nederland, 1994.

Fosang AL, Galea MP, McCoy AT, Reddihough DS, Story I. Measures of muscle and joint performance in the lower limb of children with cerebral palsy. Dev Med Child Neurol 2003;45:664-70.

Gosselin J, Cahagan S, Amiel-Tison C. The Amiel-Tison Neurological Assessment at Term: conceptual and methodological continuity in the course of follow-up. Ment Retard Dev Disabil Res Rev 2005;11(1):34-51. Review.

Gossman MR, Sahrmann SA, Rose SJ. Review of length associated changes in muscle: Experimental evidence and clinical implications. Phys Ther 1982;62: 1799-808.

Gregson JM, Leathley M, Moore AP, Sharma AK, Smith TL, Watkins CL. Reliability of the tone assessment scale and the modified Ashworth Scale as clinical tools for assessing poststroke spasticity. Arch Phys Med Rehabil 1999;80:1013-6.

Hass BM, Bergstrom E, Jamous A, Bennie A. Th inter-rater reliability of the original and the modified Ashworth scale for the assessment of spasticity in patients with spinal cord injury. Spinal Cord 1996;34:560-4.

Heerkens YF, Brandsma JW, Lakerveld-Heyl K, Ravensberg CD. Impairments and disabilities – The difference: Proposal for adjustment of the international classification of impairments, disabililities and handicaps. Phys Ther 1994;74:430-42.

Hinderer SR, DeLateur DJ, Bierner SM. Clinical measures of spasticity; Are they reliable? Arch Phys Med Rehab 1991;72:802.

Hofstee WKB. De empirische discussie. Meppel: Infopers, 1980.

Huet de la Tour E, Tardieu C, Tabary C. Decrease of muscle extensibility and reduction of sarcomere number in soleus muscle following a local injection of tetanus toxin. J Neurol Sci 1979;40:123-31.

Huffschmidt A, Muaritz KH. Chronic transformation of muscle in spasticity: a peripheral contribution to increase tone. J Neurol Neurosurg Psych 1985;48: 676-85.

International Classification of functioning, disability, and Health (ICF). Nederlandse vertaling: © WHO FIC Collaborating Centre in the Netherlands, RIVM, Bilthoven 2002.

Jane JA, Yashon D, Becker DP, Beatty R, Sugar O. The effect of destruction of the corticospinal track in the human cerebral peduncle upon motor function and involuntary movements. J Neurosurg 1983;29:581-5.

Jarvis S, Glinianaia SV, Torrioli MG, et al. Surveillance of Cerebral Palsy in Europe (SCPE) collaboration of European Cerebral Palsy Registers. Cerebral palsy and intrauterine growth in single births: European collaborative study. Lancet. 2003; 362(9390):1106-11.

Johnstone M. The restoration of motor function in the stroke patient: A physiotherapist's approach. Edinburgh: Churchill Livingstone Inc., 1983.

Jones EM, Mulley GP. The measurement of spasticity. In: FC Rose (Ed.). Advances in stroke therapy. New York: Raven Press, 1982.

Kabat H. Studies in neuromuscular dysfunction. The role of central facilitation in restoration of motor function in paralysis. Arch Phys Med 1952;33:521-33.

Kathrein JE. Interrater reliability in the assessment of muscle tone of infants and children. Phys Occup Ther Pediatr 1990;10:27-41.

Katz RT, Rovai GP, Brait C, Rymer Z. Objective quantification of spastic hypertonia: correlation with clinical findings. Arch Phys Med Rehab 1992;73:339-47.

Katz RT, Rymer WZEV. Spastic hypertonia: Mechanisms and measurement. Arch Phys Med Rehab 1989;70:144-55.

Klapwijk A. De plaats van het bewegen in een gehandicapt bestaan. De Lichamelijke Opvoeding 1979;67:376-82.

Kwakkel G. De pathofysiologie van spasticiteit I. Veranderde inzichten in de pathofysiologie van de spastische parese na een UMN-Syndroom. Ned Tijdschr Fysiotherapie 1995;105:2-17.

Kwakkel G. De pathofysiologie van spasticiteit II. Anatomische en neurofysiologische verklaringsmodellen voor de ontremming van de myotatische reflexactiviteit. Ned Tijdschr Fysiotherapie 1995;105:71-85.

Kwakkel G. De pathofysiologie van spasticiteit III: Spasticiteit in relatie tot vaardigheden. Ned Tijdschr Fysiother 1995;105:114-22.

Kwakkel G, Gorter JW. Centraal motorische aandoeningen. In: Empelen R van, Nijhuis van der Sanden R, Hartman A. (red.). Kinderfysiotherapie, 2e druk. Reed-Elsevier Gezondheidszorg, 2006.

Lance JW. The control of muscle tone, reflexes, and movement: Robert Wartenberg Lecture. Neurology 1980;30:1303-13.

Langeveld A. Beknopte theoretische pedagogiek. Groningen: Wolters-Noordhoff, 1979.

Lehmann JF, Price R, DeLateur BJ, Hinderer S, Traynor C. Spasticity: quantitative measurements as a basis for assessing effectiveness of the therapeutic intervention. Arch Phys Med Rehab 1989;70:6-15.

Leist KH, Loill J. Zur Bewegungspädagogische Bedeutung der Körpererfahrung. In: Bielefeld J. Körpererfahrung. Göttingen: Verlag für Psychologie, 1986.

Lin JP, Brown JK, Brotherstone R. Assessment of spasticity in hemiplegic cerebral palsy: Proximal lower-limb reflex excitability. Dev Med Child Neurol 1994;36:116-29.

Lin JP, Brown JK, Brotherstone R. Assessment of spasticity in hemiplegic cerebral palsy. II: Distal lower-limb reflex excitability and function. Dev Med Child Neurol 1994;36:290-303.

Meché GA van der, Gijn J van. Hypotonia; An erroneous clinical concept. Brain 1986;109:1169-78.

Mehrholz, et al. Reliability of the Modified Tardieu Scale and the Modified Ashworth Scale in adult patients with severe brain injury: a comparison study. Clin Rehabil 2005;19(7):751-9.

Miedema S, Vriesema PL. Vroegtijdige orthopedagogische thuisinterventie. In: Loots GMP, Waesberghe BTM (red.). Opvoedingshulp aan jonge kinderen met motorische beperkingen. Assen: Van Gorcum 1994:15-28.

Milner-Brown HS, Penn RD. Pathophysiological mechanisms in cerebral palsy, J Neurol Neurosurg Psych 1979;42:606-18.

Mulderij KJ, Bleeker H. Wat heb jij aan je benen? De leefwereld van het lichamelijk gehandicapte kind. Amersfoort/Leuven: Acco, 1990.

Nakken H. Psychomotorische trainingsprogramma's. Onderzoek naar hulp bij opvoeden van kinderen met motorische beperkingen als gevolg van hersenbeschadiging. Lisse: Swets en Zeitlinger, 1983.

Neisser U. Cognition and reality. San Francisco: WH Freeman & Co, 1977.

Nijdam B, Buuren H van. Statistiek voor de sociale wetenschappen, deel 3 Vergelijking groepen en regressie. Alphen a/d Rijn: Samsom, 1993.

Palisano RJ, Short MA. Methods for assessing muscle tone and motor functions in the neonate: A review. Phys Occup Ther Pediatr 1984;4:43.

Pandyan AD, Johnson GR, Price CIM, et al. A review of the properties and limitations of the Ashworth and modified Ashworth Scales as measures of spasticity. Clin Rehabil 1999;13:373-83.

Paro-Panjan D, Neubauer D, Kodric J, Bratanic B. Amiel-Tison Neurological Assessment at term age: clinical application, correlation with other methods, and outcome at 12 to 15 months. Dev Med Child Neurol 2005;47(1):19-26.

Pijning HF. Kwalitatieve motorische diagnostiek. Groningen: Wolters-Noordhoff, 1985.

Platz T, Eickhof C, Nuyens G, Vuadens P. Clinical scales for the assessment of spasticity, associated phenomena, and function: a systematic review of the literature. Disabil Rehabil 2005 Jan 7-21;27(1-2):7-18. Review.

Prechtl HFR. The behavioral states of the newborn infant (a review), Brain Res 1974;76:185-212.

Prechtl HFR. The neurological examination of the full-term newborn infant. Clinics in developmantel medicine, 63. Philadelphia: J.B. Lippincott, 1977.

Rameckers E, Verschuren O, Essen P van. Centraal neurologische aandoeningen B. Onderzoek en behandeling. In: Empelen R van, Nijhuis van der Sanden R, Hartman A. Kinderfysiotherapie, 2e druk. Maarssen: Elsevier Gezondheidszorg, 2006.

Reijnders K, Wijck R van. Lichaamservaring in de kinderrevalidatie. In: Nakken H, Loots GMP (red.). Lichamelijk gehandicapt vanaf de geboorte. Assen: Van Gorcum, 1987.

Reijnders K. Kinderfysiotherapie in paedagogisch perspectief. Ned Tijdschr Fysiotherapie 1994;104:5,130-7.

Rispens J, Carlier E, Schoorl P. Diagnostiek in de hulpverlening, Methodische aspecten van de diagnostiek van opvoedings- en leerproblemen. Lisse: Swets en Zeitlinger, 1984.

Rispens J. De theorie van de kundige ingreep. Assen: Van Gorcum, 1983.

Rümke CL, Bezemer PD. Methoden voor de bepaling van normaalwaarden, II Nieuwe Methoden, Ned Tijdschr Geneeskd 1972;35:1559-68.

Rushworth G. Some pathological aspects of spasticity and the research for rational and successful therapy. Int Rehab Med 1980;2:23-6.

Saint Anne Dargassies S. Neurodevelopmental symptoms during the first year of life. Dev Med Child Neurol 1972;145:235-46.

Schoemaker M, Ketelaar M, Smits-Engelsman BCM, Hoofdstuk 6 A Meetinstrumenten voor de motorische ontwikkeling van kinderen. In: Empelen R van, Nijhuis van der Sanden R, Hartman A. (red.). Kinderfysiotherapie, 2e druk. Reed-Elsevier Gezondheidszorg, 2006.

Scholtes VA, Becher JG, Beelen A, Lankhorst GJ. Clinical assessment of spasticity in children with cerebral palsy: a critical review of available instruments. Dev Med Child Neurol 2006;48(1):64-73. Review.

Scholtes VA, Dallmeyer AJ, Harlaar J, Becher JG. The SPAT: a clinical spasticity assessment for children with a spastic hemiparesis. EACD 2005.

Siegel S, Castellan NJ. Nonparametric statistics for the behavioral sciences (2nd ed.). New York: McGraw-Hill, 1988.

Sloan RL, Sinclair E, Thompson J, Taylor S, Pentland B. Inter-rater reliability of the modified Ashworth Scale for spasticity in hemiplegic patients. Int J Rehabil Research 1992;15:158-61.

Slotboom A. Statistiek in woorden. De meest voorkomende termen en technieken. Groningen: Wolters-Noordhoff, 1991.

Soulayres V, Knegt K de, Kodde J. Betrouwbaarheid van spiertonusonderzoek bij kinderen tot de kleuterleeftijd. Een onderzoek naar de intra- en interbeoordelaarsbetrouwbaarheid van de bewerkte methode van C. Amiel-Tison. Utrecht: Hogeschool Midden Nederland, 1994.

Strien PJ van. Naar een methodologie van het praktijkdenken in de sociale wetenschappen. Ned Tijdschr Psych 1975;30:601-19.

Swanborn PG, Basisboek sociaal onderzoek. Meppel: Boom, 1991.

Tardieu C, Lespargot A, Tabary C. For how long must the soleus muscle be stretched each day to prevent contracture? Dev Med Child Neurol 1988;30:3-10.

Tardieu C, Tardieu G, Colbeau-Justin P, et al. Trophic muscle regulation in children with congenital cerebral lesions. J Neurol Sci 1979;42(3):357-64.

Tardieu G, Tardieu C, Colbeau-Justin P, Bret MD. Effects of muscle length on an increased stretch reflex in children with cerebral palsy. J Neurol Neurosurg Psychiatry 1982;45(4):348-52.

Tardieu G, Tardieu C. Cerebral palsy. Mechanical evaluation and conservative correction of limb joint contractures. Clin Orthop Relat Res 1987;(219):63-9.

Thomas A, Autgaerden S. Locomotion from pre- to postnatal life. Clinics in developmental medicine, 24. London: Heinemann, 1966.

Truwit CL, Barkovich AJ, Koch TK, Ferriero DM. Cerebral palsy: MR findings in 40 patients. Am J Neuroradiol 1992;13:67-78.

Vermeer A, Hopkins B. Kinderen in beweging. Amsterdam: VU uitgeverij, 1992.

Vermeer A. Bewegen en kinderrevalidatie. Lisse: Swets en Zeitlinger, 1983.

Vermeer A. Een model voor kinderrevalidatie. In: Nakken H, Loots GMP (red.). Lichamelijk gehandicapt vanaf de geboorte. Assen: Van Gorcum, 1987.

Vojta V. Die Zerebralen Bewegungsstörungen im Säuglingalter. 4e Ed. Stuttgart: Enke Verlag, 1988.

Waardenburg H, Elvers JWH, Vechgel F van, Oostendorp RAB. Is paratonie betrouwbaar te meten? Een betrouwbaarheidsonderzoek voor het meten van paratonie met de MAS en de gemodificeerde tonusschaal van Ashworth. Ned Tijdschr Fysiotherapie 1999;2:30-5.

WHO. International Classification of Impairments, Disabilities and Handicaps. Genève: World Health Organisation, 1980.

WHO. The International Classification of Functioning, Disability and Health ICF: introduction. Genève: World Health Organization. Available on the WHO Internet site, 2002. http://www.who.int/classification/icf.

Wiegersma PH, Velde A van de, Wiegersma PA, Reysoo HP. Motoriek. Multidisciplinair bekeken. Lisse: Swets en Zeitlinger, 1985.

Wiegersma PH. Motorische diagnostiek. Lisse: Swets en Zeitlinger, 1980.

Willemse J. Kinderneurologie. Amsterdam: Agon Elsevier, 1973.

Wood DE, Burridge JH, Wijck FM van, Mcfadden C, Hitchcock RA, Pandyan AD, et al. Biomechanical approaches applied to the lower and upper limb for the measurement of spasticity: A systematic review of the literature. Disabil Rehabil 2005; 27(1/2): 19-32.

GPSR Compliance
The European Union's (EU) General Product Safety Regulation (GPSR) is a set of rules that requires consumer products to be safe and our obligations to ensure this.

If you have any concerns about our products, you can contact us on

ProductSafety@springernature.com

In case Publisher is established outside the EU, the EU authorized representative is:

Springer Nature Customer Service Center GmbH
Europaplatz 3
69115 Heidelberg, Germany

www.ingramcontent.com/pod-product-compliance
Ingram Content Group UK Ltd.
Pitfield, Milton Keynes, MK11 3LW, UK
UKHW051251180426
11947UKWH00020B/1655